U0138306

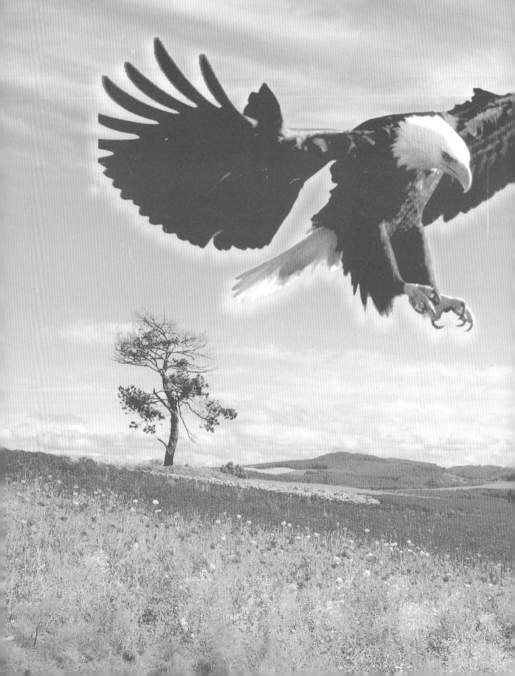

大展好書　好書大展
品嘗好書　冠群可期

大展好書　好書大展
品嘗好書　冠群可期

中醫保健站：110

# 經方
## 使用標準

王克窮　編著

大展出版社有限公司

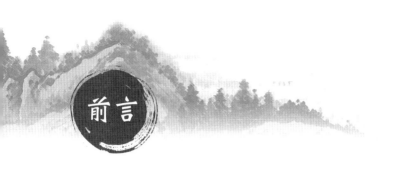

# 前言

　　《經方使用標準》乃筆者年輕時的傾心之作，雖出版近三十年，但不斷有讀者詢問欲購此書，筆者深受感動。此次山西科學技術出版社欲新版此書，向我索序。其實，早在十年前，北京某出版社曾有相同的意願，我曾應允修訂後交稿。隨即著手修訂，然是書在撰寫之初，採用的是尋常劑量，此時筆者正在原書基礎上，進行經方本源劑量的探索研究，若倉促按本源劑量換算修訂，其安全性、有效性如何？不免顧慮，恐以救人之心，獲欺人之罪；再者，經由近二十年的腹診實踐，對於腹診指導臨床處方用藥更有心得，若全面修改，必定使原書面目全非。有感於此，遂放棄了修訂念頭，繼續進行艱難的經方本源劑量探索之路。

　　隨著研究的深入，本著「先議病、後議藥」之原則審慎使用，竟獲佳效，如大半夏湯治療食管癌，大柴胡湯治療上腹部腫瘤，越婢加半夏湯治療上腔靜脈綜合徵等。然臨證之時，不可能單用經方，有時也需要用時方，甚者經方、時方合璧。而時方之用，由於朝代更替，度量衡多有不同，更有大劑、小劑之分，加之非規範性藥物的劑量稱重等，問題接踵而至。

在繁忙的診療之餘，對「中國歷代度量衡演變源流、中國醫用度量衡演變源流」進行了認真的梳理，後歷經十載，編撰完成了約 200 萬字《中華方劑本源劑量大典》，已由山西科學技術出版社出版，同時《腹診與經方》也列入出版計劃。

此次出版社再擬新版《經方使用標準》，思慮再三，決定不予修訂，同意原貌出版。理由如是：

一、是書乃從《傷寒論》歷代書目、《金匱要略》歷代書目著眼發現問題，然後從統計學入手結合日本漢方醫學腹診編撰而成，簡潔明快，透過本人三十年來的臨床使用，安全有效，尤其對初學之人或有裨益。

二、醫林同道由不經修訂的新版《經方使用標準》與前述新書相互比照，便可發現，《中華方劑本源劑量大典》是從藥物劑量考量，還方劑本來之面目；《腹診與經方》則是從診斷學角度切入，既可補充中醫四診中切診之不足，又能對某些經方的使用，執簡馭繁、方便實用。

寥寥數語，權當序言，不當之處敬請指正。

王克窮

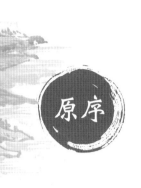

# 原序

　　漢代張仲景著《傷寒論》《金匱要略》，世醫尊稱其為經典而奉為圭臬，其方亦被尊稱為經方，考其因，乃知其方小、力專、效宏，經歷代上千億次實驗而屢試不爽之故，但是書文尚簡練，義蘊幽微，自趙宋後，注家蜂起，代不乏人。而其中光以註釋和發揮為著，此從《傷寒論》歷代書目和《金匱要略》歷代書目中便可窺見一斑。

　　但前賢研究是書，多樂以考證、訓詁，或執錯簡重訂，或宗三綱鼎立等等，不一而足，雖各有發明，但不注重實用，因此儘管其書汗牛充棟，而善用經方者卻寥若晨星。觀近代之人，大多以時方自居，開方大而雜，忽略法度；用藥多而重，有欠精純。余有感於此，乃苦心鑽研，臨證中每以經方起沉痾，療痼疾，而獲效甚夥。

　　中醫治病注重辨證施治，講究個體差異等，因此病人同一時間看病，因所求醫生不同，開方可能有五六種之多，此一方面體現了中醫的圓機活法，另一方面也反映出中醫規範性較差。因此在潛心研究《傷寒論》《金匱要略》之基礎上，又參閱諸書，採用數理統計之法，結合日本漢方醫學腹診編撰而成。然猶未敢自信，後又歷經三載，驗之臨床，又廣徵醫林同道之意見，三易其稿而剞劂

告竣。

是書名曰標準，乃誇張之詞，意在給同道示以規範和準繩。但書中罅漏甚多，世人若能從中擇其弊竇，補其未備，使其盡善盡美，吾將感之如師之恩。

書末附以日本漢方醫學腹診簡介，並參以己見，供同道臨證中參考。竹頭木屑，曾利兵家，倘本書對讀者能有所裨益的話，則功不唐捐，吾事畢矣。

本書在付梓之中，承蒙白銀公司廠壩鉛鋅礦科協的大力支持，謹此深表致忱。

編　者

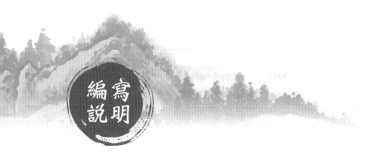

編寫說明

一、本書每方首冠方名，下項標出該方的來源，再依次分列「組成」「用法」「使用標準」「禁忌證」「醫案」「按語」，有些則從缺。

【組成】

其中所列藥物之劑量，首先寫現代常用劑量，原方劑量則在括號中註明，以便參照。

【用法】

大多為今人常用之法。

【使用標準】

可謂該書的精華所在，傾作者多年之研究而躍於紙上。但其標準殊難制定，原因頗多，一是每個方劑臨床使用的多寡不同，一是各家的經驗也不盡相同。因此對於臨床上使用率高的方劑，採用數理統計之法，取其概率最高的諸症狀，結合日本漢方醫學的腹診編撰而成，然後驗之於臨床，證明其標準簡便易行、療效可靠者再流於筆端。

如桂枝茯苓丸，《金匱要略》中原為婦女的癥積聚而設，但隨著醫學的發展，本方的治療範圍逐漸擴大，如《漢方辨證治療學》載此方共治 16 種疾病，故將其諸病之症狀羅列在一起，再按其症狀出現的概率的多少制定而

成。但也有例外，如大黃牡丹皮湯，其眾多方書均將「右足屈而不伸」作為其適應證或主治中的一條，但筆者認為不妥，其所以出現這種情況，乃是對右下腹疼痛的一種保護性反應，儘管這種描述很形象，但未能反映出疾病的本質，而對辨證無益，故將其略而不用。

再者有些方劑單純依靠數理統計而制定的標準，與臨床又不盡適合，如桂枝湯在《傷寒論》中有 28 條之多，但在治療外感時，每以 13 條的「太陽病，頭痛、發熱，汗出、惡風」加以脈緩而多用，而其餘諸條或作為發熱及惡風程度的說明，或作為擴大治療範圍的補充，或對用桂枝湯後病情變化的說明等等。

有些方劑臨床雖為多用，但無創新，或者有些方劑雖用之不多，但對辨證有益或可增加思路者（如大黃甘遂湯）也酌情加以收錄，其使用標準皆習遵原書。

【醫案】

若未註明出處或摘自甘肅中西醫結合學會主編的《中西醫結合研究》以及天水中醫分會主編的《中醫通訊》的醫案，均為筆者所治，意在補其未備。而對其他所附的醫案，本著體現一方能治多病的原則酌情加以收錄，如麥門冬湯本為治療虛熱肺痿之證，但其所附醫案卻是治療「倒經」的等等，意在開拓視野。

【按語】

此項所述的內容，有些是作者對該方研究運用之心得，如小柴胡湯，「但見一證便是，不必悉具」等，有些是對前賢學術觀點的質疑，如四逆散辨惑等（具體參見柴

胡芍藥枳實甘草湯）；有些是著名醫家的獨到經驗而又不能列入標準者；有些是臨床中應該注意的問題，如藥物之間配伍的劑量比例等。

至於其駁證之處，不得不下直言，恐誤來學，禮云：「事師無犯無隱」，余謹遵之。

二、所擇有關期刊案例，在無損原作的前提下，偶有繁文辭意欠達者，不揣簡陋，僭為刪節，以便觀覽。有關臨床報導，均採用摘要的形式。

三、本書方劑用量單位，除引用古代醫籍方藥沿用舊制外，一律以克為單位（16兩為1斤的舊制，「1錢」等於3克，尾數不計）。

# 目錄

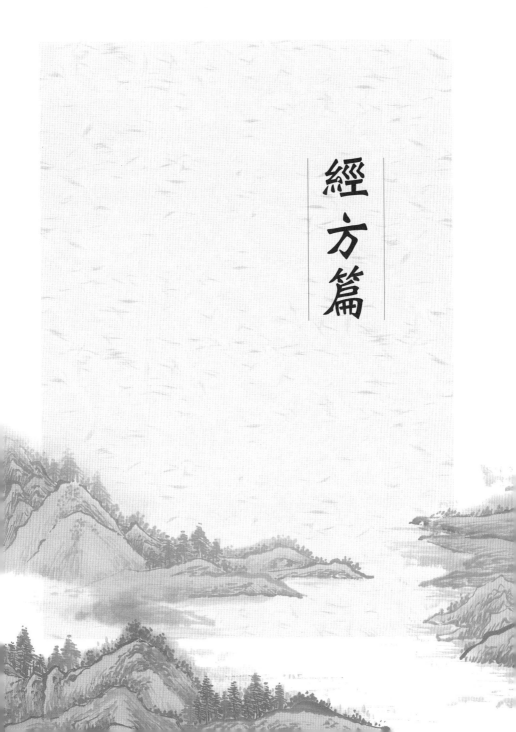

經方篇

# 一、桂枝湯

《傷寒論》《金匱要略》

## 【組成】

桂枝 9 克（3 兩，去皮），芍藥 9 克（3 兩），甘草 6 克（2 兩，炙），生薑 9 克（3 兩，切），大棗 12 枚（12 枚，擘）。

## 【用法】

水煎 2 次，分服。服後少頃，喝熱稀粥一碗，並溫覆取汗，以助藥力。但以周身微微出汗為宜，不可如水淋一樣，服完 1 劑，若病不除，可再服 1 劑。若汗始終不出，可服 2～3 劑，並縮短給藥時間。服藥期間忌生冷、黏滑、肉類、麵食、五辛、酒酪、臭惡等具有刺激性和不易消化的食物。

## 【使用標準】

1.**外感**：頭痛、發熱、汗出、惡風、脈緩。

2.**內傷雜病**：凡經辨證而病機為營衛不和者均可用之。

## 【禁忌證】

1.惡寒發熱，無汗，脈緊者不可用。

2.汗雖多，但發熱不惡寒、煩渴、舌苔黃膩、脈滑數洪大者，不可用。

3. 酒後，脈洪數有力者，不可用。

【醫案】

桂枝湯為仲景群方之冠，乃解肌發汗、調和營衛之第一方。誠如尤怡《金匱心典》中引徐（彬）氏之說：「桂枝湯，外證得之，為解肌和營衛，內證得之，為化氣和陰陽。」臨證中運用此方治療外感者，若符合使用標準 1 者，無不應手而效；而用以治內傷雜病者也不乏報導，但因其諸症繁雜，尚無規律可循，而用此方之共同點其病機均為營衛不和。爰引四個醫案，以拋磚引玉，倘醫林同道，或嗣而續之，倡而明之，又余之深幸也。

1. 林××，青年漁民，體素健壯，夏天汗出未乾，潛入海中捕魚，回家時汗出甚多，自此不論冬夏晝夜，經常自汗出，曾以衛陽不固論治，用玉屏風散及龍牡、麻黃根等，後來亦用桂枝湯加黃耆，均稍癒而復發。經過年餘，體益疲乏，皮膚被汗浸呈灰白色，汗孔增大，出汗時肉眼可見，自覺肢末麻痺，頭暈，惟飲食如常，不能參加勞動，脈浮緩，重按無力，汗出雖多，但口不渴，尿量減少，流汗時間午、晚多而早上少，清晨起床前，略止片刻。此病起於汗出之際，毛孔疏鬆，驟然入水，水濕入浸肌腠，玄府驟閉，汗污不及宣洩，阻於營衛之間，開闔失和。其病雖久，臟氣未傷，故脈仍浮緩，應微發其汗以和營衛。處方：桂枝梢 3 錢、杭白芍 3 錢、炙甘草 1 錢、大棗 7 枚、生薑 3 錢，水一碗，煎六分，清晨醒後服下，囑少頃再吃熱粥一碗，以助藥力，靜臥數小時避風。

第三天複診，全身溫暖，四肢舒暢，汗已止，仍照原

方加黃耆 5 錢，服法如前，但不啜熱粥，連服 2 劑，竟獲全功。其後體漸健壯，7 年未復發。（《福建中醫藥》，1964 年第 5 期第 35 頁）

2. 族侄柏堂，21 歲時，酒後寐中受風，遍身肌膚麻痺，搔之不知疼癢，飲食如常。時淮陰吳鞠通適寓伊家，投以桂枝湯：桂枝 5 錢、白芍 4 錢、甘草 3 錢、生薑 3 片、大棗 2 枚，水 3 杯，煎 2 杯，先服 1 杯，得汗止後服，不汗再服。

並囑弗夜膳，臨睡腹覺飢，服藥一杯，須臾啜熱稀粥一碗，覆被取汗。柏堂如其法，只一服，便由頭面至足，遍身漐漐得微汗，汗到處，一手搔之，輒知疼癢，次日病若失。（《醫學衷中參西錄》）

3. 吳君明，傷寒六日，譫語狂笑，頭痛有汗，大便不通，小便自利。眾議承氣湯下之。士材診其脈浮而大，因思仲景曰：「傷寒不大便六七日，頭痛有熱，小便清者，知不裏，仍在表也。」方今仲冬，宜與桂枝湯。眾皆咋舌，以譫語狂笑為陽盛，桂枝入口必斃矣。

李曰：「汗多神昏，故發譫妄，雖無大便，腹無所苦，和其營衛，必自癒耳。遂違眾用之，及夜而笑語皆止，明日大便自通。故病多端，不可膠執，向使狐疑而用下藥，其可活乎？」（《傷寒名案新注》）

4. 某男，20 歲。初患眼病，紅腫疼痛。經西醫治療，紅腫消退，但逐漸弱視失明，而外觀雙目圓睜，毫無異感，身無不適，經久不癒。初診時，據述原住院一年多，中西藥無效，痛遂日增。查所服方藥，均以「目為火

戶」作依據,多係清熱瀉火之類。分析其病初之時,目雖紅腫疼痛,尚能視物如常,腫痛消失,反而不明,愈治而視力愈弱,此必苦寒陰柔過劑,損傷中氣,以致營衛紊亂,精血不能上榮於目,故目盲不能視物,此醫藥不當,非目病所致。

擬調和營衛之法,處以桂枝湯全方:桂枝 9 克、白芍 9 克、生薑 9 克、大棗 18 枚、甘草 9 克,囑服 6 劑。複診時云:上方服 3 劑後,目有光感,模糊能視物。6 劑服完後,視物比較清楚,仍守上方,囑再服 6 劑。半月後再診,詢及目力,已能看書報。計上方共服 12 劑,1 年後隨訪,據云未復發。(《提高中醫療效的方法》)

【按語】

1. 使用經方,重點在於抓住主證,有是證則用是方。此方的使用標準 1 便是根據《傷寒論》第 13 條:「太陽病,頭痛,發熱,汗出,惡風,桂枝湯主之。」和第 2 條:「太陽病,發熱,汗出,惡風,脈緩者,名為中風」,參合而成。對於 13 條柯韻伯曾說:「此條是桂枝本證,辨證為主,合此證即用此湯,不必問其傷寒中風雜病也,今人鑿分風寒,不知辨證,故仲景佳方置之疑窟,四證中頭痛是太陽本證,頭痛,發熱惡風與麻黃證同,本方重在汗出,汗不出者,便非桂枝證。」寥寥數語,可謂切中要害。《傷寒論》中有關桂枝湯的條文有 28 條之多,余以為其餘諸條均是對 13 條運用的補充和說明,如 12 條的「嗇嗇惡寒,淅淅惡風,翕翕發熱」便是對 13 條發熱及惡風程度的說明;53 條「病常自汗出……」54 條

「病人藏無他病，時發熱自汗出」以及 234 條的「陽明病，脈遲，汗出多，微惡寒……」和 57 條的「傷寒發汗，已解，半日許復煩，脈浮數者」是對其 13 條治療範圍的補充；其他如 24 條「太陽病，初服桂枝湯，反煩不解者……」25 條「服桂枝湯，大汗出，脈洪大者……」是對用桂枝湯後病情變化的說明；為了正確運用桂枝湯又列出了 16、17、19、29 條等禁忌證，針對以上論述猶嫌不夠，又示後人關於桂枝湯變法的治療，如 56 條「傷寒，不大便六七日，頭痛有熱者，與承氣湯；其小便清者，知不在裏，仍在表也，……」

綜上所述可以看出，臨證中只要正確地掌握使用標準，且能夠知常達變，便不會出現「桂枝下嚥，陽盛則斃」之象，而能使某些沉痾頓起，使患者有振起之望。

2. 臨證中若符合使用標準 1 而兼見口苦心煩等裏熱證者，可在桂枝湯中加黃芩 6 克（二兩）即陽旦湯（《外台秘要》引《古今錄驗》）。

若宿有喘病，又感風寒而見桂枝湯證者，或風寒表證誤用下劑後，表證未解而微喘者，可在其原方中加厚朴 6 克（2 兩，炙，去皮），杏仁 6 克（50 枚，去皮尖），即桂枝加厚朴杏子湯。

3. 本方服法尤須注意，否則服後無效，或病轉深陷，故王清任《醫林改錯》深詆桂枝湯無用，非無用也，不啜粥故也。是以愚用此方時，加黃耆升補大氣，以代粥補益之力，防風宣通營衛，以代粥發表之力，服後啜粥固佳，即不啜粥，亦可奏效。而又恐黃耆溫補之性，服後易致生

熱，故又加知母，以預為之防也。此即加味桂枝代粥湯，方藥如下：桂枝 3 錢、生杭芍 3 錢、甘草錢半、生薑 3 錢、大棗 3 枚（掰開）、生黃耆 3 錢、知母 3 錢、防風 2 錢。（《醫學衷中參西錄》）

4. 桂枝湯方後注有：若不汗，更服依前法。……乃服 2～3 劑。臨證中若想迅速取效時可在其原方中加黃耆以補其胸中大氣，加薄荷以助其速於出汗，不至若方後所云，恆服藥多次始汗也。又宜加天花粉助芍藥以退熱（但用芍藥退熱之力恆不足），即以防黃耆服後能助熱也（黃耆、天花粉等分並用，其涼熱之力相敵，若兼用之助芍藥清熱，分量又宜多用）。若遇乾嘔過甚者，又宜加清半夏以治其嘔，此即速效桂枝湯（方名自擬）。又有屢用屢效之便方，較桂枝湯殊為省事，方用生懷山藥細末半兩或 1 兩，涼水調和煮成稀粥一碗，加白糖令適口，以之送服西藥阿司匹林 1 克，得汗即癒，此即桂枝簡易方（方名自擬）。（《醫學衷中參西錄》）

5. 桂枝湯眾多方書均將其列為解表劑，此言之差矣，若深鑽《傷寒論》乃知其為調和營衛之主方，當列入和劑的範疇，因此在煎藥之時不必囿於「凡解表劑，宜武火急煎，因其氣味多辛而芳香，久煮則辛散無力」之訓，而應文火慢煮，且桂枝湯的方後也註明：「以水七升，微火取三升……」知武火不宜也，而桂芍質地多堅，非銀花、連翹可比，因此在處方用藥時應加注意，方不為誤。

# 二、桂枝加葛根湯

## 《傷寒論》

【組成】桂枝 6 克（2 兩，去皮），芍藥 6 克（2 兩），甘草 6 克（2 兩，炙），生薑 9 克（3 兩，切），大棗 12 枚（12 枚，擘），葛根 12 克（4 兩）。

【用法】水煎 2 次分服，覆蓋薄棉被使之微微出些小汗，但不需喝粥，其他調養方法與桂枝湯相同。

【使用標準】若具備桂枝湯使用標準 1 而兼見以下各症之一者均可用之。

1. 項背強痛不舒。

2. 麻疹初期，疹初見而未齊者。

3. 痢疾初期，或胃腸病者。

【按語】

此方中桂枝湯的劑量不可不察，周禹載云：「汗出惡風項背強，全是桂枝證，所兼陽明者，不過几几一證耳，乃加陽明經藥而專重葛根，反減去原湯分兩者，不可不知也。」再者葛根湯也有「項背強几几」之症，乃知葛根為治療項背強痛的專藥。現代藥理學研究也證實葛根有擴張冠狀動脈、腦動脈，增加冠狀動脈和腦血流量的作用，對高血壓引起的頭痛、頸項痛有較好的療效，因此臨證中可在辨證的基礎上加以應用。

# 三、桂枝加芍藥湯

## 《傷寒論》

### 【組成】

桂枝 9 克（3 兩，去皮），芍藥 18 克（6 兩），甘草 6 克（2 兩，炙），生薑 9 克（3 兩，切），大棗 12 枚（12 枚，擘）。

### 【用法】

水煎 2 次，分服。

### 【使用標準】

若具備桂枝湯使用標準 1 而兼見以下各症之一者均可用之。

1. 腹滿時痛，脈多弦細。

2. 腹痛下痢。

### 【按語】

1. 若表邪內陷，與腸胃有形積滯相搏而致腹滿痛拒按者，即使表證未罷，也非本方所宜，當解表攻裏，即桂枝加大黃湯是也。誠如汪琥所說：「如腹滿痛甚者，其人胃本實，雖因太陽病誤下，熱邪傳入太陰，然太陰之邪，已歸陽明，而入於府，此非裏虛，乃裏實痛也。」

2. 本方證的「腹滿時痛」日人東洞翁曰：「腹滿時痛者，即拘急而痛也，因直腹筋之攣急過甚，且形腹壁膨滿

也。」這有助於臨床辨證。

3. 桂枝湯、桂枝加芍藥湯、桂枝加桂湯三方均由桂枝、白芍、生薑、大棗、甘草所組成，但所主治的病證各不相同，原因何在呢？有人說「中醫之秘，秘在劑量不傳」，是有一定道理的。如桂枝湯，桂枝、白芍各 9 克，乃為治療太陽中風表虛證的主方；桂枝加芍藥湯，芍藥的劑量變為 18 克，乃為治療太陰腹痛之方，正如柯韻伯所說：「桂枝加芍藥，小試建中之劑，……」而桂枝加桂湯中桂枝卻是 15 克，變為治療寒證奔豚的主方了。

為了引起醫林同道的注意，我們不妨再列舉一二。

例如枳朮湯與枳朮丸，二者均由枳實、白朮構成，但劑量不同，所治的病證也不同，枳朮湯乃枳實量倍白朮，且作湯劑，治心下堅大如盤，邊如旋盤，水飲所作；而枳朮丸卻是白朮量倍枳實，改作丸劑，治療乏力、納呆、腹脹痞滿，正如《醫方論》所說：「一補脾，一祛邪，簡當有法，勿以其平而忽之。」

小承氣湯與厚朴三物湯也均由大黃、枳實和厚朴三味藥組成，但因君藥的劑量不同，故主治亦隨之有異。小承氣湯重用大黃而為君，故其作用重在攻下，厚朴三物重用厚朴而為主，故作用在於行氣消脹，誠如尤在涇所說：「厚朴三物與小承氣同，但承氣意在蕩實，故君大黃，三物意在行氣，故君厚朴」。由是觀之，古人立方命名，實包括辨證施治之意。

再如柴胡桂枝湯乃治太少合病之主方，若將該方之諸藥均以 4 倍的劑量，即柴胡 48 克、生半夏 24 克、黃芩

18 克、黨參 18 克、桂枝 18 克、芍藥 18 克、生薑 18 克、大棗 24 枚、甘草 18 克，乃名為「大柴桂湯」，治療原因不明之腹痛、潰瘍病、急慢性闌尾炎、膽道蛔蟲症等急腹症，屢獲奇效，且無任何不良反應（《山東醫刊》1965 年 4 期）。

其他如清瘟敗毒飲也有大劑、中劑、小劑之別，如《疫疹一得》所說：「疫症初起，惡寒發熱，頭痛如劈……六脈沉而細數，即用大劑，沉而數者用中劑，虛大而數者用小劑。」近年來有關增大藥量，提高療效的經驗也不乏報導，如《上海中醫藥雜誌》1982 年第 5 期《醫林掇英》所介紹的：病員患頻發性室性早搏，每分鐘停 8～10 次，經心電圖確診。以往用炙甘草湯無效，原因是：①劑量小；②沒有做到水酒同煎。後決定增量，方宗大劑炙甘草湯（方名自擬），處方如下：生地 250 克、麥冬 45 克、桂枝 45 克、黨參 30 克、麻仁 60 克、炙甘草 60 克、生薑 45 克、大棗 30 克、阿膠 30 克，用水 1600 毫升，酒 1400 毫升，煎至 600 毫升，分 3 次服下，服後沒有明顯副作用，只是想睡覺，略感頭暈昏。第三天自覺早搏消失，第六天複查心電圖正常。

綜上可以看出，掌握好藥物的用量是多麼的重要，對此，應當苦下工夫去心領神會，才不負病家生命之托。

# 四、桂枝加大黃湯

## 《傷寒論》

### 【組成】

桂枝 9 克（3 兩，去皮），芍藥 18 克（6 兩），甘草 6 克（2 兩，炙），大黃 6 克（2 兩），生薑 9 克（3 兩，切），大棗 12 枚（12 枚，擘）。

### 【用法】

水煎 2 次，分服。

### 【使用標準】

若具備桂枝湯使用標準 1 而兼見以下各症之一者均可用之。

1. 腹痛拒按。

2. 腹痛，滯下赤白，後重者。

### 【按語】

1. 《傷寒論》第 280 條云：「太陰為病，脈弱，其人續自便利，設當行大黃芍藥者，宜減之，以其人胃氣弱易動故也。」由是觀之，大黃、芍藥均能損傷胃氣，這裏我們可拿千金神明度命丸這首方劑做個註腳。神明度命丸就是由芍藥、大黃兩味所組成，它主治「久患腹內積聚，大小便不通，氣上搶心，腹中脹滿，逆害飲食」。

從這裏可以看出，大黃與芍藥同用能通利二便，並能

消除脅下邪氣積聚（可能是指肝脾腫大而言）。也可以看出大黃與芍藥同用，對實性腹痛是有效的。所以凡中氣較虛的患者，即使須用大黃、芍藥，亦應適當減量，以免中氣受傷。

2. 本方是外解表邪，內攻裏實，對制定表裏雙解之劑，示以規範，並為後世溫下法開一先河。如河間之防風通聖散，以及溫脾湯之類方劑，都是受本方的影響而創立的。然此二方亦可治療無表證之腹痛。故柯韻伯云：「桂枝加芍藥，小試建中之劑，桂枝加大黃，微示調胃之方。」深得要領。

3. 原書把本方列入太陰篇，殊不合理，因本方是為太陽病兼裏實者而設，太陽病中之有本方，亦猶少陽病中之有大柴胡一樣，都是為兼裏實證開一雙解法門而已。

# 五、桂枝加桂湯

## 《傷寒論》《金匱要略》

### 【組成】

桂枝 15 克（5 兩，去皮），芍藥 9 克（3 兩），生薑 9 克（3 兩，切），甘草 6 克（2 兩，炙），大棗 12 枚（12 枚，擘）。

### 【用法】

水煎 2 次，分服。

### 【使用標準】

1. 陽虛體質，或有誤用溫灸，或有發汗過多的病因。

2. 氣從少腹或胃脘上衝胸咽，發作欲死，復還止。

具備以上兩條者即可使用本方。

### 【醫案】

1. 宋××，男，32 歲，工人。右胸脅疼痛 3 天。自述 3 天前因工作不慎而致閃腰岔氣，起初病情較輕，未加注意，後逐漸加重，且感右下腹有股氣體向上衝撞，遂覺右胸脅疼痛，日四五行，痛苦異常。

聽其所述，似有奔豚之證，故宗桂枝加桂湯原方，查其舌質紅又加黃芩 9 克以輔佐，投藥 3 劑做診斷性治療，服藥後 1 劑知，3 劑諸恙皆失。

2. 高××，男，45 歲，技師。患病頗奇，發作時自

覺有一股氣體從少腹環腰，然後沿督脈上達巔頂，下行環口唇，隨即感口唇發麻顫動，頃刻又有一股氣體從少腹起上衝胸咽，伴心慌氣短，有瀕臨死亡之感。患者此時只能被迫靜坐，才稍感緩解，但瞬時又作。每當發作期間，即感腹脹、腑氣不通，若得矢氣即感減輕。

追問病史，乃知 10 年前患有癲癇，近年來其癲癇未發，但上症每因天氣變化和寒冷而誘發，成間斷性發作，痛苦異常而無以言狀。

先後求治於北京、上海、河南等，西醫疑有「癲癇小發作」，多次複查腦電圖均正常，曾請某神經內科專家幫助診斷，最後也不了了之。中藥、西藥、單方、驗方無不嘗試，可謂用藥傾車，但獲效罔聞。舌質紅、苔薄黃，脈弦。辨證，乃奔豚氣無疑。觀其舌苔，脈象似如熱證奔豚，**故宗奔豚湯**，處方如下：

甘草 9 克、川芎 9 克、當歸 9 克、半夏 15 克、黃芩 9 克、生葛根 15 克、白芍 9 克、生薑 12 克、李根皮 20 克。

3 劑，水煎，日服 2 次。

**二診**：服第 1 劑，則感諸症稍有減輕，但服二三劑後則諸症同前，余百思不得其解，遂又詳細追問病史。自述：此病在夏季天氣炎熱之時很少發作，而且天氣越熱則越感舒服，到秋天及冬天後即感加重，表現為發作週期縮短，持續的時間延長。

聞聽此言，頓開茅塞，乃知其陽虛體質是本，奔豚之證是標，故用金匱腎氣丸培補腎陽，合桂枝加桂湯降逆散

寒，且猶嫌二者之力不夠，又取黑錫丹中諸藥如胡蘆巴、沉香等，方藥如下：

　　熟地 15 克、山藥 15 克、山萸肉 12 克、澤瀉 12 克、茯苓 15 克、丹皮 9 克、肉桂 12 克、炮附子 15 克、桂枝 15 克、白芍 9 克、生薑 9 克、大棗 12 枚、甘草 6 克、胡蘆巴 15 克、沉香 6 克。

　　3 劑，水煎服，1 日 2 次。

　　**三診**：服藥後 2 時許，病人感周身無力，略有頭暈，其家屬甚為恐慌，遂來找我，看後曰：乃藥效之故，應繼續服用。及夜 2 點，病人自覺腸鳴，矢氣頻作，直至天明，且諸症全無，欣喜異常，3 劑後，其素來畏寒之症減輕，又進 3 劑，均無不適，2 月後因感寒受涼，上症又發，遂服上方 3 劑，現 2 年未發。

　　3. 姜××，女，54 歲。患病經年，是病之初，在其臀部發現一雞蛋大小的腫物，勸其手術治療，因病人畏懼手術而未能醫治。後遇一走方郎中，投藥百餘劑，腫物消失，但他症又現，自覺有股氣體從周身流走不定，當氣體從少腹上衝胸咽時，每有發作欲死之感，伴口苦咽乾目眩，心煩喜嘔，默默不欲飲食，往來寒熱，腹脹甚，大便乾，兩日一行。

　　**腹診**：胃脘部痞硬，左下腹有壓痛和抵抗感，舌質紅、苔薄黃，脈沉弦。

　　**辨證**：①奔豚證；②少陽陽明合病；③瘀血證。宜桂枝加桂湯合大柴胡湯、桂枝茯苓丸及枳尤湯等，處方如下：

桂枝 15 克、白芍 9 克、生薑 9 克、大棗 12 枚、甘草 6 克（炙）、柴胡 15 克、大黃 9 克、枳實 12 克、白朮 6 克、半夏 12 克、黃芩 9 克、茯苓 15 克、赤芍 12 克、桃仁 12 克、丹皮 9 克。

3 劑，水煎服，1 日 2 次。

**二診：**服藥 3 劑，諸症銳減，又進 3 劑，病情若失。

4. 魏××，男，50 歲，工人。胃脘痛 10 年餘，加重 1 週。鋇餐提示：慢性淺表性胃炎。西藥曾服胃舒平、胃得寧等，中藥不詳。

**現症：**口苦且黏，咽乾目眩，心煩喜嘔，默默不欲飲食，頸項強，胸脅滿微結，心窩部有堵塞感，且自覺有股氣體從胃脘向四處走竄，多數表現從胃脘沿小腹下行，然後環腰沿督脈上行，若氣體停留在腰部的某個部位，該處即出現一個雞蛋大小的腫物，壓之不痛，推之不移，此時即感腰痛且脹，痛甚時不能直腰，平素畏寒，舌稍紅，胖大有齒痕，脈沉弦。

治宜柴胡桂枝乾薑湯合桂枝加桂湯，方藥如下：

柴胡 15 克、桂枝 15 克、乾薑 12 克、花粉 12 克、黃芩 12 克、甘草 9 克、牡蠣 15 克、白芍 9 克、生薑 9 克、大棗 12 枚。

3 劑，水煎服，1 日 2 次。

**二診：**服藥 3 劑，諸症減，藥已中病，效不更方，再進 3 劑，病告痊癒。

**【按語】**

1. 關於加桂問題，後世醫家爭論頗多，有主張加桂枝

的，有主張加肉桂的，可謂仁者見仁，智者見智。如余嘉言曾以加肉桂治癒兩例奔豚氣（見《金匱新義》）。曹穎甫也曾以加半夏、肉桂治癒一例氣從少腹上衝心而吐清水者（見《經方實驗錄》）。

而岳美中、劉渡舟的治驗則均加桂枝，筆者的 4 個醫案也皆以加重桂枝而治驗。因此筆者認為應以加桂枝為是，而且仲景書中也有明文可稽。《傷寒論》云：「太陽病，下之後，其氣上衝者，可與桂枝湯，方用前法，若不上衝者，不得與之。」《金匱要略》防己黃耆湯後亦云：「氣上衝者加桂枝三分。」這是顯而易見的。

況且桂枝、甘草同用治動悸，除本方外還可以從仲景方中舉些例證，如治「發汗後，其人臍下悸者，欲作奔豚」的苓桂棗甘湯，治「心下逆滿，氣上衝胸，起則頭眩，脈沉緊，發汗則動經，身為振振搖者」的苓桂朮甘湯，治「發汗過多，其人叉手自冒心，心下悸欲得按者」的桂枝甘草湯，治「傷寒厥而下悸」的茯苓甘草湯以及治「傷寒脈結代心動悸」的炙甘草湯，這些都少不了桂枝甘草兩味，並且還得有相當重的劑量，不難看出這兩味藥配合使用對治療動悸是有專長的。

誠如徐大椿所說：「重加桂枝，不特禦寒，且制腎氣，又味重則能達下，凡奔豚證，此方可增減用之。」可謂慧眼。

2. 關於奔豚證的發病部位，《傷寒論》云「氣從少腹上衝心」，但筆者認為其不盡然如此，就如同脈結代心動悸不獨主炙甘草湯一樣，本病的發病部位也可以從雙腿的

內踝開始（見《傷寒挈要》），還可以從胃脘開始（見本篇的醫案 4），所以鑑別其是否是奔豚證，不在於其發病部位，而應注意其臨床表現，如上衝胸咽、發作欲死，復還止（根據筆者臨床所見，認為「其發作欲死，復還止」是指當有一股氣體上衝胸咽時，患者即感心悸，短氣急迫不能耐而有瀕臨死亡之感，發作後形如常人）。還應注意其體質因素即陽虛體質的方可。

3. 丹波元堅說：「奔豚一證，多因寒水上衝，故治法不出降逆散寒。」

樊天徒也說：「……生平所遇，亦全是寒證，其中尚有經診斷為腸梗阻者。可見這類病證多數是由下寒所起，而熱證須用奔豚湯者，尚未見過。」

根據經驗，筆者認為上述之言可信，不知同道以為何？

# 六、桂枝加附子湯

## 《傷寒論》

### 【組成】

桂枝9克（3兩，去皮），芍藥9克（3兩），甘草6克（2兩，炙），生薑9克（3兩，切），大棗12枚（12枚，擘），附子9克（1枚，炮，去皮）。

### 【用法】

水煎2次，分服。

### 【使用標準】

頭痛，微發熱，汗出不止，惡寒殊甚，指尖冷，四肢拘攣疼痛，小便難，脈浮而虛者。

### 【醫案】

王×，男，35歲，工人。其形體壯實，生性好動，一月前因運動後，汗出過多而受涼，遂感發熱怕冷，周身關節疼痛無汗，求治於某醫院，投以安乃近等，病情向癒。但尤擅運動，故又感冒，上症重現，後求中醫診治，處以麻黃湯等，病情未癒，前後拖延一月。

**現症**：頭痛，微發熱，汗出不止，時值初秋，天氣不甚寒冷，但每著棉衣以禦寒，小便不利，脈浮重按無力，舌淡，苔薄白。

《傷寒論》云：「太陽病發汗，遂漏不止，其人惡

風，小便難，四肢微急，難以屈伸者，桂枝加附子湯主之。」詳查本病，知其與此方吻合，遂疏其原方 3 劑，後病告痊癒。

## 【按語】

1. 張璐云：「用桂枝湯，和在表之營衛，加附子者，壯在表之元陽，本非陽虛，故不用四逆。」可謂明見。

2. 本證是表證未解，陽氣以虛，而且津液不足，但治法卻只是扶陽解表，此法不能不引起注意。

陸淵雷云：「津傷而陽不亡者，其津自能再生，陽亡而津不傷者，其津也無後繼，是以良工治病，不患津之傷，而患陽之亡。陽明病之津液乾枯，津傷而陽不亡也，撤其熱則津自復，少陰病之津液乾枯，陽亡而津不繼也，回其陽則津自生。……桂枝加附子湯之證，傷津而兼亡陽也，仲景則回其陽而已，不養其津，學者當深長思之。」

# 七、桂枝加龍骨牡蠣湯

## 《金匱要略》

【組成】

桂枝9克（3兩），芍藥9克（3兩），甘草6克（2兩，炙），大棗 12 枚（12 枚，擘），生薑 9 克（3兩），牡蠣9克（3兩），龍骨9克（3兩）。

【用法】

水煎 2 次，分服。

【使用標準】

1. 神經質，易興奮，易疲勞，心動悸，上火，眩暈，汗多。

2. 男子遺精，女子夢交或遺溺。

3. 臍處觸及有動悸。

4. 舌淡且潤，脈虛大。

具備以上 4 條，或具備 1、3、4 也可用。

# 八、烏頭桂枝湯

## 《金匱要略》

### 【組成】

烏頭 2.5～9 克（原方劑量缺），桂枝 9 克（3 兩，去皮），芍藥 9 克（3 兩），甘草 6 克（2 兩，炙），生薑 9 克（3 兩），大棗 12 枚（12 枚，擘）。

### 【用法】

先用白蜜煎烏頭，後入桂枝湯同煎 2 次分服，以藥後如醉狀或得吐中病為度。

### 【使用標準】

腹痛，關節疼痛，屈伸不利，遇寒則急，手足不溫或麻木不仁，舌苔薄白，脈弦緊。

### 【醫案】

楊××，男，52 歲。四五年來，周身關節疼痛，左腰部以下尤甚，經中西醫針灸、外熨等法治療，時或症狀減輕，但嗣後仍不見較大改善。每逢天陰或下雨尤為加劇，腹部亦痛，關節沉重無力，屈伸不利，肩、腰、膝、肘等關節紅腫變形，血沉 25 毫米/小時，舌質淡薄，脈濡緩，證屬「痛痺」。

用《金匱》**烏頭桂枝湯加味**：製川烏 4.5 克、川桂枝 9 克、白芍 9 克、炙甘草 6 克、生薑 9 克、紅棗 4 枚、川

萆薢 12 克、苡仁 30 克、威靈仙 15 克、土茯苓 30 克、防己 15 克。服上藥 5 劑，疼痛銳減，屈伸仍感不利。

上方加川牛膝 9 克、豨薟草 12 克、土牛膝 15 克、黃耆 15 克，後以此方繼服 20 餘劑，運動自如，疼痛已止，血沉檢查在正常值內，已能上工勞動，至今未發。（《經方應用》）

【按語】

1. 烏頭有川烏、草烏之分，兩者亦可兼用，其性大辛大熱，為祛寒之峻藥，有較大的毒性。一般先用製川草烏，服後症狀不改善者再用生川草烏，其量從小到大，逐漸加量，而且煎煮時間要長，以緩解毒性，或加白蜜、甘草同煎亦可，主要是緩和藥性，以防中毒。藥後如醉狀或嘔吐，是藥已中病的「瞑眩」反應，不必驚慌，所謂「藥不瞑眩，厥疾勿瘳」是也，但並不是人盡如此，或同時發現呼吸迫促、心跳加速、脈有歇止、遍身麻木、坐臥不安等症，則是中毒現象，必須予以急救解毒，速服綠豆湯或黑豆甘草湯，或按中毒處理。

2. 根據孫秉華氏經驗，用烏頭時可以加用苡米 30 克或 60 克，因《本經》謂苡米「主筋急拘攣，不可屈伸，久風濕痺。」《別錄》謂「除筋骨中邪氣不仁」，二者同用有營養經脈、扶正祛邪之功，值得取法。

# 九、桂枝芍藥知母湯

## 《金匱要略》

### 【組成】

桂枝 9 克（4 兩），芍藥 9 克（3 兩），甘草 6 克（2兩），麻黃 6 克（2 兩），生薑 15 克（5 兩），白朮 15克（5 兩），知母 12 克（4 兩），防風 12 克（4 兩），附子 9 克（2 枚，炮）。

### 【用法】

水煎 2 次，分服。

### 【使用標準】

1. 身體瘦弱。

2. 遍身關節腫痛，腫處伴有灼熱，腳腫如脫。

3. 頭眩氣短，心中鬱鬱不舒欲吐。

4. 舌苔薄黃膩，脈數。

具備以上 4 條，或只具備後 3 條也可用。

### 【醫案】

曹穎甫治戴姓婦，子死腹中，某醫用藥下之，胎已腐爛，然以貧故，無暇調理。未幾，腹中有塊跳動，手足肢節俱疼痛，甚至不可屈伸，兩足如脫，腋下時出黃汗。經三年矣，來求治。足脛常冷，腳腫如脫，兩手不可屈伸，此曆節證也。

　　乃用**金匱桂枝芍藥知母湯**：桂枝 3 錢、白芍 3 錢、知母 4 錢、熟附片 2 錢、麻黃 2 錢、防風 4 錢、甘草 2 錢、白蒼朮各 4 錢。服 2 劑，不見動靜，翌日複診，改熟附片為生附子，4 劑後，汗液大洩，兩手足發脹，發浸淫瘡，而關節疼痛減其大半，蓋寒濕毒由裏達表之驗也。

　　聞之丁甘仁君曰：凡濕毒在裏之證，正當驅之出表，但既出於表，必重用大小薊、丹皮、赤芍以清血分餘毒，不獨外瘍為然，治曆節風亦無不然。予乃用大小薊各 4 錢、丹皮 3 錢、赤芍 3 錢，佐以息風和血祛濕之品，2 劑後浸淫瘡略減，復 4 劑後漸次脫痂，唯頭暈如擊仆狀。診其脈大而弦，大則為熱，弦則為風。小產後，其血分虛，血為陰類，陰虛則生熱，血虛則生風，虛者不可重虛，乃用大熟地 4 兩、生潞黨參 4 錢、製乳沒各 3 錢、生鐵落 4 兩，服 10 餘劑，手足並光潤，不知其曾患浸淫瘡矣。（《金匱要略譯釋》）

【按語】

　　本方的辨證要點在於風濕痺阻化熱未甚，與一般舊風寒濕痺而尚未化熱者，在脈症上自有區別，治法亦當有異。若化熱已甚，出現周身關節疼痛，甚者難以轉側，以至手不能屈，足不能立，壯熱，汗出惡風，口渴喜飲，煩躁，舌紅、苔黃燥，脈滑數洪大者，乃轉為氣分熱盛，治宜清熱絡，可用白虎加桂枝湯，其間當細加鑑別。

# 十、甘草乾薑湯

《傷寒論》《金匱要略》

## 【組成】

炙甘草 12 克（4 兩），乾薑 6 克（2 兩）。

## 【用法】

水煎 2 次，分服。

## 【使用標準】

1. 咽中乾，吐逆，手足不溫，煩躁。

2. 涎唾多，咽乾而不欲飲，不咳，小便數或失禁，頭暈。

3. 腹痛、腸鳴、便溏以及吐血、下血。

4. 舌淡苔白，脈遲。

上面 4 條中，前 3 條的任何一個配以第 4 條即可應用。

## 【醫案】

閻××，男，21 歲，唐山市人，汽車司機。素患鼻衄，因長途出差 3 日始歸，當晚 6 時許衄血，勢如泉湧，歷 5 個多小時不止，家屬深夜叩診。見患者頭傾枕側，血仍滴瀝不止，血盈其半銅盆。

患者面如白紙，近之則冷氣襲人，撫之不語，脈若有若無，神志已失，急疏甘草乾薑湯（甘草 9 克、乾薑 9

克）即煎冷服，2 小時後手足轉溫，神志漸清，脈漸起，能出語，衄亦遂止。翌晨更以阿膠 12 克水煎，日服 2 次，後追訪未復發。（《岳美中醫案集》）

**【按語】**

1. 治療血證，在服法上將溫服改成冷服，蓋血得溫則行，得寒則凝，故應冷服，這點臨床上尚需注意。

2. 仲景用此方「以復其陽」是指脾胃之陽而不是心腎之陽，這種厥逆煩躁是由於脾陽不運，而不是由於亡陽，是太陽病而不是少陰病，所以只需乾薑而不需用附子。至於咽中乾，是由於肺中冷，涎唾多，水氣不歸正化所致，而不是熱傷津液所致，懂得這一點，便不會誤用。

# 十一、桂枝甘草湯

## 《傷寒論》

### 【組成】

桂枝12克（4兩，去皮），甘草6克（2兩，炙）。

### 【用法】

上二味，以水三升，煮取一升，去滓，頓服。

### 【使用標準】

心悸喜按，氣短自汗，面色蒼白，或有形寒肢冷，體倦，舌淡或紫暗，脈細弱或結代。

### 【按語】

1. 本方藥雖二味，但實為復心陽之祖方。若兼見煩躁者，可在上方中加龍骨、牡蠣各6克即桂枝甘草龍骨牡蠣湯（《傷寒論》）。

若兼見驚狂臥起不安者，可在上方中加生薑9克、大棗12枚、牡蠣15克、龍骨12克、蜀漆（常山之苗）9克，即桂枝去芍藥加蜀漆牡蠣龍骨救逆湯（《傷寒論》《金匱要略》）；若兼見臍下悸欲作奔豚者，可在上方中加茯苓24克、大棗15枚，即茯苓桂枝甘草大棗湯（《傷寒論》《金匱要略》）；若見氣從少腹上衝心的奔豚證，可宗桂枝加桂湯。

2. 桂枝甘草湯臨床上經常以偶方而出現在眾多的方劑

中，筆者曾對《傷寒論》《金匱要略》等 62 首方劑中桂枝與甘草的劑量比做一統計分析，結合臨床發現，若為復心陽之用，其劑量比應為 2：1（如桂枝甘草湯）為是；若以調和營衛者，其劑量比應為 3：2（如桂枝湯）為好，若為平沖降逆當 5：2（如桂枝加桂湯）為妙；若為補益中氣者，其劑量比應為 1：7（如竹皮大丸）為高。臨證中僅供參考。

3. 本方不但能復心陽，尚能治療低血壓症。如楊氏用本方加味治療 38 例低血壓症，治療前血壓均在 90～80/70～50mmHg 之間，臨證多屬心脾陽虛，方宗桂枝甘草附子湯（方名自擬）。

藥方如下：桂枝、甘草、川附子各 15 克，每日 1 劑，開水泡頻飲。服藥 4～10 劑，最多 12 劑後，平均血壓上升至 111.5/68.5mmHg。1 個月至半年隨訪 28 例，平均血壓為 110.5/68.5mmHg（《黑龍江中醫藥》，1988 年 2 期）。

劉氏也以本方加味治療 5 例體質性低血壓，全部治癒，方宗加味桂枝甘草湯（方名自擬）。

方藥如下：桂枝、甘草、肉桂各 15 克，五味子 25 克，每日 1 劑，早晚 2 次，4～7 天為一療程。血壓升至正常後繼續服 4 劑，平均 4.8 天。（《黑龍江醫藥》，1979 年 2 期）

# 十二、芍藥甘草湯

## 《傷寒論》

### 【組成】

芍藥 12 克（4 兩），甘草 12 克（4 兩，炙）。

### 【用法】

水煎 2 次，分服。

### 【使用標準】

1. **腹痛**。腹診：腹壁硬，腹直肌攣急或腹壁弛緩而身體肌肉無定處之拘急者。

2. **腿腳痛**。如腓腸肌痙攣、不安腿綜合徵等。

上面 2 條中，只需具備其中的 1 條，即可使用。

### 【醫案】

李××，男，25 歲。右鼠蹊處腫起一包塊，如雞蛋大小，表面不紅，穿刺抽之無物。右腿拘緊伸不直，強之則疼痛劇烈，行路必須架拐，足跟不能著地，每到夜晚腿肚子轉筋，舌紅少苔，脈弦細而數。

**處方**：白芍 24 克、炙甘草 12 克。速服 3 劑。

病人見方藥兩味，頗露疑色。未料，服 1 劑而腿不轉筋，3 劑服完腫塊消失，又服 4 劑，則腿能伸直而行走。（《傷寒論方醫案選編》）

## 【按語】

1. 腹痛不拒按者及腿腳痛不紅腫者，用白芍、炙甘草；腹滿時痛拒按者及腿腳痛紅腫者，用赤芍、生甘草。

2. 方中二藥的劑量，原方是 1：1，但根據劉渡舟教授的經驗認為，芍藥與甘草的劑量宜 2：1，臨證中可供參考。

3. 細野史郎指出：「對橫紋肌、平滑肌的攣急，不管是中樞性的或末梢性的，均有鎮靜作用。」「對身體的攣急有效，不僅對表在性的軀體和四肢的平滑肌，就是深在的平滑肌性的臟器，比方胃、腸、膽囊、輸卵管、子宮、膀胱、尿道或血管等也能緩解其攣急，制止其疼痛。」為臨證運用中提供了理論根據。（《現代漢方醫學大觀》）

4. 臨證中若具備芍藥甘草湯的使用標準 1 或 2 而兼見足冷、惡寒，可在其上方中加附子 9 克（一枚，炮、去皮，破八片），此即芍藥甘草加附子湯（《傷寒論》），若取附子的止痛作用，須用較大的劑量。

5. 本方臨床用之甚廣，茲舉白芍木瓜湯治療骨質增生症 160 例，僅供臨床參考。

（1）**方藥與用法**：白芍 30 克、甘草 12 克、木瓜 12 克、雞血藤 15 克、威靈仙 15 克。頸椎加葛根 12 克；胸椎加狗脊 12 克；腰椎加杜仲、懷牛膝各 12 克。此方重用白芍，如效果不顯，可漸加至 60 克。有腹瀉可加炒白朮 15 克、茯苓 12 克。

（2）**療效**：本組病例，頸椎病 85 例，胸、腰椎骨質增生 60 例，其他各關節骨關節病 15 例。

近期療效：治癒 109 例，占 68.2%；顯效 42 例，占 26.2%；進步 9 例，占 5.6%；有效率占 100%。

遠期療效：在 160 例中，隨診複查 60 例，隨診 4 個月至 6 年，治癒 58 例，占 96.7%；顯效 1 例，有效 1 例。

療程：服藥 3～100 劑，平均 21 劑。（《新中醫》，1980 年 1 期）

**註：**不安腿綜合徵係因血管舒縮功能障礙引起腓腸肌抽搐。患者自覺單側或雙側小腿酸麻脹，似痛非痛，時似抽搐，時似觸電樣感，夜間尤甚，常纏綿不癒，舌質偏淡，脈細弱，證屬肝血虛。

# 十三、炙甘草湯
## （又名復脈湯）

《傷寒論》《金匱要略》

## 【組成】

甘草 12 克（4 兩，炙），生薑 9 克（3 兩，切），人參 6 克（2 兩），生地黃 30 克（1 斤），桂枝 9 克（3 兩，去皮），阿膠 6 克（2 兩），麥門冬 9 克（0.5 斤，去心），麻仁 15 克（0.5 斤），大棗 30 枚（30 枚，擘）。

## 【用法】

酒水各半同煎 2 次，分服。

## 【使用標準】

1. 心動悸、脈結代，而辨證為心陰心陽兩虛證者。

2. 咽乾舌燥，虛熱咳嗽，痰黏不利，痰中帶血，虛煩不眠，盜汗，舌光少苔，脈虛數。

上述條中，臨證中只需具備 1 條便可使用。

## 【醫案】

郭××，女，62 歲。2 月來心動悸而夜不能寐，在某醫院治療，效果不顯，故來我處求治。

其自述曰：10 年前，受到驚嚇而感到心中動悸不安，事後時好時犯，近 2 月來自覺加重，如同有人要捕捉其之感。曾先後服過從法國進口的抗心律失常乙胺碘呋酮

片，每當發作時服此藥即可緩解，事後又犯。

余私下曰：「此乃由驚悸發展成怔忡，是病之重症，服乙胺碘呋酮片乃治標之法也。」切其脈，動而中止，乃結代脈無異。仲景曰：「傷寒脈結代，心動悸，炙甘草湯主之。」隨處以原方原劑量 3 劑，囑其酒水各半同煎，2 次分服。

服藥半劑，自覺心中動悸不安已感減輕，哄孫子在床睡覺，不覺亦入夢鄉，醒來後欣然告我，聽後覺藥已對證，效不更方，囑其服完後再來。

**二診**：3 劑服完後，遂來我處，自述曰：「心中動悸不安已大為減輕，且服此藥後大便已通，每當大便通暢，心慌亦感減輕。」

聽其所述，大便通暢，乃麻子仁潤腸通便之果，藥已中病，繼以守方，囑其再進 3 劑。後切其脈，乃由結代變為細數，問其病，其云：「自從這 3 劑服完以後，已不再心慌，只是感覺咽乾。」觀其方，炙甘草、大棗、人參均為甘溫之品，生薑、桂枝為辛溫之藥，而甘溫、辛溫之品均能助熱傷陰，故脈復而變細數，遂將此方之劑量略為加減，其方如下：

甘草（炙）12 克、人參 3 克、阿膠 15 克、生地 30 克、麥冬 15 克、桂枝 3 克、生薑 3 克、大棗 30 枚、麻仁 15 克。

囑其常服以鞏固療效，並告之忌吃過鹹的東西。戒菸酒、濃茶等辛辣食物，少吃多餐清淡富有營養的食品。（《中西醫結合研究》，1985 年 40 期）

## 【按語】

1. 炙甘草湯原方中載明「以清酒七升，水八升同煎」是取清酒以宣通百脈，流行氣血，使經絡貫通，引諸藥更好地發揮作用，但近世醫者多不注意，因而影響療效，故在此說明以引起同道的注意。

2.「脈結代，心動悸」在痰食阻滯、瘀血凝結之類也可以見到，因此應結合其他諸症，才能做出屬虛屬實的判斷而不致誤診。

3. 關於本方中的麻仁，柯琴說當用棗仁，余以為若患者大便溏而睡眠不安，棗仁較為適合，若便秘或大便乾燥，當用麻仁，而且後者臨床多見。

# 十四、小建中湯

《傷寒論》《金匱要略》

## 【組成】

桂枝 9 克（3 兩，去皮），白芍 18 克（6 兩），甘草 6 克（2 兩，炙），生薑 9 克（3 兩，切），大棗 12 枚（12 枚，擘），飴糖 30 克（1 升）。

## 【用法】

水煎 2 次，去滓，加入飴糖溶化分服。

## 【使用標準】

1. 體質瘦弱，易疲勞，易感冒。

2. 腹痛喜按，按之痛減，得食痛減。

3. 心中動悸，虛煩不眠，手足煩熱，咽乾口燥。

4. **腹診**：腹壁薄，腹直肌表淺，腹肌緊張，腹壁彈力弱。

若具備上述 4 條可用之；若具備 1、2、4 或 1、3、4 也可用。

## 【按語】

1. 現臨證宗此方者多不用飴糖，差矣！汪昂有言：「按此湯以飴糖為君，故不名桂枝芍藥而名建中，今人用小建中湯者，絕不用飴糖，失仲景遺意矣。」臨床若無飴糖，可用熟蜂蜜 30 克代。

2. 小建中湯證雖然是寒熱錯雜、陰陽兩虛之證，但其症狀表現卻偏於陽虛，所以臨床中對於脾胃虛弱，脘腹裏急疼痛者，多用此方治療，如陰虛偏熱、衄血、煩熱口乾、咽燥、舌絳苔少，脈象細數者，用之當慎。

3. 小建中湯加黃耆 15 克名為黃耆建中湯，適用於中焦虛寒腹痛，兼表虛自汗者，以及小建中湯證而虛較甚者。若氣短胸滿者加生薑；腹滿者去棗，加茯苓 12 克，及療肺虛損不足，補氣加半夏 9 克。

# 十五、大建中湯

## 《金匱要略》

### 【組成】

蜀椒 6 克（二合，炒去汗），乾薑 12 克（4 兩），人參 6 克（2 兩或黨參 12 克代），飴糖 30 克（1 升）。

### 【用法】

水煎 2 次，去滓，加入飴糖溶化分服。

### 【使用標準】

1. 心胸中大寒痛，嘔不能食，上衝皮起，出現頭足、上下痛不可近，或腹中轆轆有聲。

2. **腹診**：腹壁胃腸多弛緩縱脹，常兼有胃及子宮下垂。

### 【按語】

1. 本方和小建中湯均有溫中補虛、緩急止痛之效，但本方溫熱之性較小建中湯尤烈，故多用於陽虛陰盛之大寒痛，且方中蜀椒有制蛔之功，所以對虛寒型之蛔蟲性腹痛亦有效驗，但不宜用飴糖，因蛔得甘則動，以免竄入內臟而難出矣。

而小建中芍藥與甘草相配，緩解痙攣尤有專長，誠如《類聚方廣義》云：「小建中湯治裏急拘攣急痛；此方治寒飲升降，心腹劇痛而嘔，故治疝瘕腹中痛者，又治挾蛔

蟲者。」兩方應用之不同點，於此可見。

　　2. 本方使用標準中「痛而不可觸近」從表面上看，似乎是實證，其實是嚴重的虛寒證，因為雖有「痛而不可觸近」之狀，但其痛上下走動而無定處，且其滿時增時減，非若實證之滿痛，著而不移，其滿不減，以腹診為辨，則虛實自明。

# 十六、黃耆桂枝五物湯

## 《金匱要略》

### 【組成】

黃耆 15 克（3 兩），桂枝 9 克（3 兩），芍藥 9 克（3 兩），生薑 18 克（6 兩），大棗 12 枚（12 枚，擘）。

### 【用法】

水煎 2 次，分服。

### 【使用標準】

肌膚麻木不仁，脈微而澀。

### 【醫案】

高××，男，49 歲，工人。患者兩手指及右下肢麻木刺痛怕冷，已 2 年之久。每遇陰冷加重，少事活動反覺舒服，但過勞則麻更重。曾經西醫按末梢神經炎，用維生素等藥治療不效。

病人面色不華，肌膚肢體無異常變化，脈沉弦細而澀，舌質淡紅，苔白滑，舌下絡脈淡紫略粗。按此證係陽氣不足，氣虛血滯，營衛不和之血痺證，宗《金匱》法，擬以益氣活瘀、調和營衛之黃耆桂枝五物湯加味。

黃耆 50 克、赤芍 15 克、王不留行 15 克、生薑 15 克、大棗 5 枚，水煎服。

服 10 劑，病情好轉，不怕冷，又照上方加減服 20 劑，刺痛消失，麻木大減，僅在寒冷時尚感不適，囑其照上方加當歸 50 克，配丸藥服之以善其後。（《金匱要略選讀》）

【按語】

血痹的症狀，主要是以局部肌肉麻木為特徵，如受邪較重，有痠痛感，「如風痹狀」。但血痹與風痹症狀有一定的區別，前者以麻為主，後者則以疼痛為主。

# 十七、桂枝新加湯

## 《傷寒論》

### 【組成】

桂枝 9 克（3 兩，去皮），芍藥 12 克（4 兩），甘草 6 克（2 兩，炙），人參 9 克（3 兩，或用黨參 15 克），大棗 12 枚（12 枚，擘），生薑 12 克（4 兩）。

### 【用法】水煎 2 次，分服。

### 【使用標準】身疼痛，脈沉遲。

### 【醫案】

楊××，女，35 歲，教師。產後 1 月因洗衣服而受涼，隨感兩手指疼痛不舒，臨床所見，兩手指疼痛，不紅不腫，大便乾燥，兩日一行，舌淡苔白，脈沉遲。**疏桂枝新加湯合增液湯**，方藥如下：

桂枝 9 克、白芍 12 克、生薑 12 克、大棗 12 枚、黨參 15 克、玄參 30 克、生地 24 克、麥冬 24 克。

服藥 3 劑，兩手指疼痛消失，大便燥結亦除。（《中醫通訊》，第二期第 45 頁）

### 【按語】

劉渡舟教授云：產後氣血雙虛而身痛不可耐者，用此方多效。此話可謂明見，余用此方治療婦女產後身痛 10 例，皆獲痊癒，上面所附醫案，便是佐證。

# 十八、麻黃湯

## 《傷寒論》

### 【組成】

麻黃 9 克（3 兩，去皮），桂枝 6 克（2 兩，去皮），甘草 3 克（1 兩，炙），杏仁 9 克（70 個，去皮尖）。

### 【用法】

先煎麻黃，去上沫，再入其他藥物同煎 2 次，分服。服後覆蓋衣被，以漐漐汗出為佳。若汗出邪解，不可再服，如未得汗可酌情續用。服藥期間禁食生冷、油膩等物。

### 【使用標準】

惡寒發熱，頭痛身痛，無汗而喘，脈浮緊。

### 【禁忌證】

1. 本方為辛溫解表之劑，只宜於風寒表實證，風寒表虛證應忌用，即通常所說的「有汗不得用麻黃，無汗不得用桂枝」，至於溫病表證更須禁用，否則會招致化燥傷津的變局。

2. 本方發汗力強，因「汗血同源」，所以對衄家、亡血家、瘡家、汗家以及咽喉乾燥者應禁用，以免重傷津液。

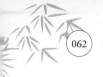
## 【按語】

1. 臨證中若具備麻黃湯的使用標準而服此湯間有汗出不解者，非因汗出未透，實因餘熱未清也。佐以知母 9 克於發表之中，兼寓清熱之意，自無汗後不解之虞。此即麻黃加知母湯，乃屢經試驗，而確知其然，非敢於經方輕為加減也。（《醫學衷中參西錄》）

2. 若平素身體羸弱而患此證者，脈浮緊，重按無力，或脈甚微細，可於此方中加黃耆 15～30 克以助之出汗，此即麻黃加黃耆湯。

3. 本方因禁忌證所限，對於臨證中具備其使用標準而又有其他兼證者，不得不加減使用，而使之絲絲入扣，故悉遵變通麻黃湯（方名自擬），詳列如下：

（1）若兼有咽喉疼痛者，宜將方中桂枝減半，加天花粉 18 克、射干 9 克；若其喉痛且腫者，麻黃亦宜減半，去桂枝再加生蒲黃 9 克以消其腫，然如此加減，涼藥重而表藥輕；若服後過半點鐘不出汗時，宜服阿司匹林 0.5 克以助其汗，若服後汗仍不出時，宜再服阿司匹林，以汗出為目的；若能遍體皆微見汗，則咽喉疼腫皆癒矣。

（2）若其人素有肺結核者，宜於原方中加生懷山藥、天門冬各 24 克。

（3）若其人素有吐血病者，雖時已癒，仍宜去桂枝以防風 6 克代之，再加生杭芍 9 克。

4. 若具備麻黃的使用標準而身煩疼、苔白微膩者，可於本方中加白朮 12 克，此即麻黃加朮湯（《金匱要略》）。

麻黃湯為發汗之峻劑，而麻黃加朮湯是微發其汗的代表方劑，用於風濕初期而有麻黃證者，其奧妙何在呢？俞嘉言云：「麻黃得朮，則雖發汗不至多汗，而朮得麻黃，並可行表裏之濕。」此藥對實有相輔相成之妙，其中麻黃與白朮之劑量比為 3：4，若唯治表濕，近代多改用蒼朮，療效更佳。

5. 麻黃必須先煎去上沫，否則有令人心煩的副作用。張錫純曰：「麻黃發汗，力甚猛烈，先煎去浮沫，因其沫中含有發表之猛力，去之所以緩麻黃發表之性也。」若感邪不重或老年患者，可將麻黃改為炙用。

6. 麻黃湯雖為發汗之峻劑，但因體質差異、職業不同，加之居住環境不同，有的人雖服大劑麻黃湯，卻不見有汗出和小便增多之現象（見《經方實驗錄》）。而病情向癒，瞭解此，臨證中就不必迷惘了。

# 十九、大青龍湯

《傷寒論》《金匱要略》

## 【組成】

麻黃 18 克（6 兩，去皮），桂枝 6 克（2 兩，去皮），甘草 6 克（2 兩，炙），杏仁 9 克（40 枚，去皮尖），生薑 6 克（3 兩），大棗 12 枚（12 枚，擘），石膏 45 克（如雞子大小，碎）。

## 【用法】

先煎麻黃，去上沫，再入其他藥物同煎 2 次，分服。取得微汗即止，不可過劑，若汗出過多者，溫粉粉之（註：溫粉係川芎、白芷、藁本等 3 份，下篩納粉中，以粉塗於身，或用龍骨、牡蠣等分，其為極細末，以疏絹包裹，周身撲之，其汗自止）。

## 【使用標準】

1. 麻黃湯證而兼煩躁者。

2. 發熱惡寒，不汗出而煩躁，身不疼，但重，乍有輕時，脈浮緩。

臨證中具備其中一條者便可使用。

## 【醫案】

呂××，男，40 歲。患兩手臂酸重難舉，診脈時抬手都覺吃力。西醫診為神經炎，注射維生素 B 無效。其

人身體魁梧，而脈來濡緩，舌苔白滑而膩。初診認為衛虛挾濕，投防己黃耆湯反使病情加重。於是，始悟仲景「飲水流行，歸於四肢，當汗出而不汗出」之語，乃疏大青龍湯令發汗，果一劑而瘳。（《傷寒挈要》）

**【按語】**

1. 大青龍湯的方後注云：「若復服，汗多亡陽，遂虛，惡風，煩躁，不得眠也。」乃為變證，宜用桂枝加龍骨牡蠣湯治之。

2. 昔人對桂枝證、麻黃證、大青龍證，認為是有三綱鼎立，謂桂枝證為風傷衛，麻黃證為寒傷營，大青龍證為風寒兩傷營衛。但筆者認為這種做法對臨床運用無益，這樣一來，只會把大青龍證變為漆黑一團，不知究竟，因此臨證中只要具備大青龍湯的使用標準之一者，即可用之，不必過慮。

3. 此方中麻黃與石膏的劑量比為 2：5，經臨床運用，其作用是宣肺利尿，而汗出不多，因此其劑量比應牢記。

# 二十、桂枝麻黃各半湯

## 《傷寒論》

### 【組成】

桂枝5克（1兩16銖，去皮），麻黃3克（1兩，去節），芍藥3克（1兩），生薑3克（1兩），甘草3克（1兩，炙），大棗4枚（4枚，擘），杏仁5克（24枚，湯浸，去皮尖）。

### 【用法】

先煎麻黃，去上沫，再入其他藥物同煎2次，分服。

### 【使用標準】

日久不解，如瘧狀，發熱惡寒，熱多寒少，一日二三度發，無汗，而赤身癢，脈浮而不甚緊。

### 【醫案】

董××，男，27歲。13歲淋雨後，遍身蕁麻疹，2日後自癒，不時頻發，誘因不明，陰天發作顯著，出疹時奇癢。曾用苯海拉明、溴化鈣、考的松等以及中藥除濕養血祛風和疏通肌表、針灸皆無效。

入院時胸背四肢浮腫，伴大片疹塊，兩唇及眼瞼浮腫，皮色淡白，脈微緩，體溫36.6℃。

**處方**：防風、荊芥、桂枝、地膚子、銀花、連翹、蟬蛻、紅花、殭蠶、蒼朮、米仁、白鮮皮、生甘草，無效。

繼用四物消風散、升降散、蟬蛻丸，外用生薑擦並針刺列缺、足三里、內關、外關、血海、陰陵泉、肺俞、曲池以及苯海拉明、考的松穴位封閉，仍時發時止。

後改用**桂麻各半湯**：桂枝 6 克、麻黃 3 克、赤芍 9 克、杏仁 6 克、甘草 5 克、生薑 6 克、大棗 3 枚。2 劑後即獲痊癒，隨訪半年，未見復發。（《浙江中醫雜誌》，1965 年 5 月出版）

【按語】

1. 桂枝和麻黃二方，是仲景治療太陽表證的主要代表方劑。桂麻各半湯又為我們提供了一種解表方法，它既適用於麻黃湯證卻又有桂枝湯證的患者。此類病人臨床大多見於表證久延，微邪鬱滯，正氣已衰，正因為表邪尚鬱，就非桂枝湯所能勝任，但病延已久，邪微正衰，又非麻黃湯峻汗所能適應，故合兩方為一方，變大劑為小劑，如此組合，解表發汗而不傷正，調和營衛而不留邪，確為一個輕度發汗劑。

由此可見，仲景圓機法活，立方遣藥之妙，本方對體虛或老年人患傷寒表證亦殊適用。

2. 日人大塚敬節云：「蕁麻疹而有本方證之目標時選用本方有卓效。」上面的醫案即是佐證，臨證中可參考使用。

# 二十一、麻黃杏仁薏苡甘草湯

## 《金匱要略》

【組成】麻黃 3～6 克（0.5 兩，去皮，去節，湯泡），甘草 3 克（1 兩，炙），杏仁 6～9 克（10 個，去皮尖），薏苡仁 15 克（0.5 兩）。

【用法】 水煎 2 次，分服，服後出微汗避風。

【使用標準】

1. 主證：①日晡潮熱；③皮膚粗糙；③頭皮多。

2. ①四肢疼痛、僵硬、麻痺、肩痛；②口唇焦乾，患處乾燥。

3. 腹診：腹力中等，腹部有力。

4. 舌乾濕適中，苔白，脈弦稍緊。

若具備上述四條可用之；若具備 1. ①，2. ①及 3、4；或具備 1. ②或③，2. ②及 3、4 也可用。（《國外醫學·中醫中藥分冊》，1988 年 4 期）

【按語】若具備 1. ①，2. ①及 3、4 條而熱象較顯著者，可於方中加忍冬藤、桑枝、晚蠶沙等清熱通絡。至於本方治疣，乃古方新用，方中以苡仁為其主要作用，陸氏《金匱要略新釋》對此有詳細論述，可資參考。又日人用此方治療乾燥性腳氣及主婦濕疹（中醫稱鵝掌風），指出苡仁潤燥甚佳，又能軟化皮膚之僵硬，臨證中可考慮選用。

# 二十二、麻黃杏仁甘草石膏湯

## 《傷寒論》

### 【組成】

麻黃 12 克（4 兩，去節），杏仁 9 克（50 個，去皮尖），甘草 6 克（2 兩，炙），石膏 24 克（0.5 兩，碎，綿裹）。

### 【用法】

先煎麻黃，去上沫，再入其他藥物同煎 2 次，分服。

### 【使用標準】

發熱，喘息，有汗或無汗，苔黃、脈數。

### 【按語】

1. 若汗出而喘，為熱壅於肺，石膏用量可 5 倍於麻黃，即石膏與麻黃的劑量比為 5：1；若無汗而喘，為熱閉於肺，石膏用量可 2 倍於麻黃，即石膏與麻黃的劑量之比為 2：1。

正如盛心如所說：「按仲師大論，於發汗後不可更行桂枝湯，汗出而喘，無大熱者，麻杏甘石湯主治。柯韻伯於此謂『無汗而喘，大熱』。蓋汗出而喘者，熱壅於肺也；無汗而喘者，熱閉於肺也。壅於肺者，皮毛開，故表無大熱。熱閉於肺，則皮毛亦閉，故表熱甚壯。是以不論有汗無汗，皆以麻杏甘石為主。蓋以石膏清其裏熱，有汗

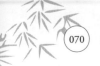 

者，得麻黃疏泄，而壅者亦宜；無汗者，得麻黃疏散，而閉者亦開；有杏仁以定喘，甘草以瀉火，煩熱烏有不解者乎。」

2.劉渡舟指出此方加羚羊角治麻疹合併肺炎，每有滿意效果；若加細茶治氣喘、口唇發紺而憋氣為甚者，更為理想。方藥中治肺炎，常以本方合小陷胸湯，一般服藥1～3天熱退。伴腹瀉合葛根芩連湯，後期以竹葉石膏湯清理餘熱。

3.本方與麻黃湯同治身熱而喘，但麻黃湯治風寒實喘，本方治風熱實喘，寒溫不同。

# 二十三、麻黃連軺赤小豆湯

## 《傷寒論》

### 【組成】

麻黃 6 克（2 兩，去節），連軺 6 克（2 兩，可用連翹 15 克代），杏仁 9 克（40 個，去皮尖），赤小豆 15 克（1 斤），大棗 12 枚（12 枚，擘），生梓白皮 9 克（1 升，切，可用桑白皮代），生薑 6 克（2 兩，切），甘草 6 克（2 兩，炙）。

### 【用法】

先煎麻黃，去上沫，再入其他藥物同煎 2 次，分服。

### 【使用標準】

1. 身熱惡寒無汗，體疼，身目俱黃，膚癢，小便不利，苔薄黃膩，脈浮數。

2. 疥瘡在未治癒以前，突然瘡枯內斂，發熱無汗，咳喘，身面浮腫，小便不利，煩擾不安，甚則神志不清，脈弦硬而數者。

上述 2 條，但見其中 1 條，即可使用。

### 【按語】

1. 本方治瘡毒內攻，浮腫喘滿症有卓效。歷代方書中治療這一類病證多選用連翹、赤小豆，如無喘滿浮腫等症，麻黃亦可不用。

2. 本方臨床多用於治療急性黃疸型肝炎初期兼有表證者，或黃疸輕症。若表邪已解，但濕熱內蘊者，則非本方所宜。又，本方清熱利濕作用較弱，對於濕熱較甚的黃疸應擇用茵陳蒿湯、梔子柏皮湯之類，所以臨床需注意此三方的鑑別。尤在涇云：「茵陳蒿湯是下熱之劑，梔子柏皮湯是清熱之劑，麻黃連軺赤小豆湯是散熱之劑。」可謂得其要領。

# 二十四、葛根湯

## 《傷寒論》《金匱要略》

### 【組成】

葛根12克（4兩），麻黃9克（3兩，去節），桂枝6克（2兩，去皮），甘草6克（2兩，炙），芍藥9克（2兩），大棗12枚（12枚，擘），生薑9克（3兩，切）。

### 【用法】

先煎麻黃、葛根，去白沫，再入其他藥物同煎2次，分服，覆取微汗，餘如桂枝法將息及禁忌。

### 【使用標準】

若麻黃湯之使用標準去其喘症而兼見下列兩條之一者均可用之。

1. 項背強痛不舒。

2. 痢疾，麻疹初期。

### 【禁忌證】

1. 外感風寒表虛證者禁用。

2. 溫病初起而見發熱重、惡寒輕、口渴、脈浮數，舌邊尖紅者忌用或加減用之。

3. 痙病汗出惡風者禁用。

## 【醫案】

唐××，女，35 歲，教師。患「痢疾」2 天，尤其夫陪同前來診治。

**刻症**：發熱惡寒，無汗，頭痛，肩背疼痛，腹痛，裏急後重，腹瀉，膿血便，日四五行，舌淡苔薄，脈浮緊。

**辨證**：乃外感風寒內挾痢疾，治宜逆流挽舟，宗葛根湯原方。因其夫略通醫道，見所開之方，疑惑不解，曰：「該方中無一味治痢疾之藥，何以痊病之疾，又大多是辛溫解表諸藥，又何以盡病之變。」答曰：「中醫治病，重在辨證，若只是頭疼醫頭，腳疼醫腳，乃下工也。是方雖唯解表，但表證一去，痢疾也可速癒。」其猶未敢自信，勸其服，後果如所然，其夫疑為神。

## 【按語】

1. 本方所治乃風寒表實證兼項背強几几，不用麻黃湯加葛根，其意何在？問之對也。麻黃湯為發汗之峻劑，恐過汗更傷其陰，筋脈愈失所養而項背強痛不舒難癒，故用桂枝湯加麻黃葛根，既可治無汗之表實，又不致過汗傷陰，則諸症向癒。故筆者所列之使用標準，意在引起同道注意，方可詳看下文，其苦心於斯可見，倘能正確運用，則吾事畢矣。

2. 本證與桂枝加葛根湯證，均有項背強痛不舒，均用桂枝湯加葛根。不同的是，前者自汗，屬表虛而兼經輸不利，故不用麻黃，本證無汗，屬表實而兼經輸不利，故用麻黃以發其汗。由是觀之，其汗出與否，是鑑別此二方的重點所在。

# 二十五、葛根芩連湯

《傷寒論》

**【組成】**

葛根 15 克（0.5 斤），甘草 6 克（2 兩，炙），黃芩 9 克（3 兩），黃連 9 克（3 兩）。

**【用法】**

水煎 2 次，分服。

**【使用標準】**

1. 身熱下利，舌紅苔黃，脈數。

2. 頭痛發熱，喘而汗出，心煩口渴。

具備以上兩條，或只具備第 1 條也可用。

**【禁忌證】**

如下利而不發熱，糞便清稀，舌淡，脈沉遲，病屬虛寒者當禁用。若有實積下利，亦非本方所宜。

**【按語】**

陽明病之有葛根芩連湯，猶太陽之有大青龍，少陽之有小柴胡。太陽以麻桂解表、石膏清裏；少陽以柴胡解表，黃芩清裏；陽明以葛根解表，芩連清裏，芩連之苦不獨可升可降，且含以堅之之義，堅毛竅可以止汗，堅腸胃可以止利，所以此湯又治下利不止之症。故凡屬陽明病之裏熱腹瀉症，風火上炎之目赤症，均可用以施治。

# 二十六、越婢湯

## 《金匱要略》

### 【組成】

麻黃 18 克（6 兩），石膏 24 克（0.5 斤），甘草 6 克（2 兩），生薑 9 克（3 兩），大棗 15 枚（15 枚）。

### 【用法】

先煎麻黃，去上沫，再入其他藥物同煎 2 次，分服。

### 【使用標準】

一身悉腫，汗出惡風，脈浮不渴，無大熱。

### 【醫案】

陸姓，男，年方 8 歲，平素體質好，數日前春日野遊回家後，始則目窠微腫，家長未在意。不二日，浮腫遍及全身，陰囊亦腫大如懸壺，伴有發熱咳嗽，乃住院診斷為急性腎炎。用抗生素治療 2 日不效，因家長求癒心切，乃邀中醫會診。

察其全身水腫，身熱不盛，但有汗不退，且惡風，口渴，小便不利，脈浮，苔薄白，辨證為風水。

用**越婢湯加味**：麻黃 6 克、生石膏 30 克、甘草 3 克、生薑 2 片、大棗 5 枚、紫背浮萍 9 克、鮮白茅根 30 克、鮮車前草 30 克，服 2 劑，熱退腫漸消，繼用原方 3 劑，腫消，尿檢正常，出院。（《經方應用》）

## 【按語】

1. 越婢湯是仲景治療「風水」證的代表方。其臨床表現，腫勢每從頭面開始，迅即蔓延全身。因其病變在肺及肌表，故常兼有「骨節痛，惡風，自汗出，脈浮」等症狀，頗似急性腎炎一類疾患。近世治療急性腎炎浮腫而兼表證者，常採用本方隨證加減，每獲良效。

2. 本方麻黃6兩，殊非偶然，讀《傷寒論》可知，用麻黃6兩的也只有大青龍湯一方。麻黃其性苦、辛、溫，入肺、膀胱經，功為發汗、平喘、利尿，可謂集「開鬼門、潔淨府」為一身，對風水一證尤為適宜。觀近代方書載此方，麻黃多用6～9克，石膏25～30克取其宣肺利尿之功，乃用之對半，而此方麻黃與石膏之比當以3：4為佳，故在此贅言。若浮腫不甚、自汗、小便不利、口渴，可予方中加白朮24克，此即越婢加朮湯。

3. 濕疹按其發病緩急可分為急性濕疹、慢性濕疹；按其發病部位又可分為侷限性濕疹、泛發性濕疹。筆者常以本方、桃紅四物湯、四妙丸等方加味治之，迅收特效，故加以整理，公諸同道。

**急性期：**（1）濕疹以上半身為著者，常宗濕疹 I 號方。若服後汗多，或病之初起而見汗出者，加白朮 24克。方藥如下：

麻黃 18克、石膏 24克、生薑 9克、甘草 6克、大棗 15枚、桃仁 12克、紅花 12克（另包）、當歸 12克、生地 12克、川芎 6克、赤芍 12克、枳殼 15～20克、苦參 15克、地膚子 15克、白鮮皮 15克。

**註**：此方乃成人劑量，若平素體弱或兒童可按比例酌情減量。

　　（2）濕疹以下半身為著者，常宗濕疹Ⅱ號方。若濕疹併發有水疱者加六一散（滑石 30～60 克、甘草 5～10 克），若心經熱盛移熱小腸而見小溲赤澀刺痛者，加木通 6 克、甘草 6 克、淡竹葉 12 克，即導赤散。方藥如下：

　　蒼朮 12 克、黃柏 9 克、川牛膝 15 克、苡仁 30 克、桃仁 12 克、紅花 12 克（另包）、赤芍 9 克、川芎 6 克、當歸 12 克、生地 12 克、枳殼 15～20 克、苦參 15 克、地膚子 15 克、白鮮皮 15 克。

　　**註**：其體弱或兒童可按比例酌情減量。

　　（3）泛發性濕疹，常宗濕疹Ⅲ號方，即濕疹Ⅰ、Ⅱ號方之合方，劑量按病情之輕重，酌情減量，以中病為是。

　　**慢性期**：（1）若為血虛風燥型者，常宗四物消風飲（《醫宗金鑑》）。

　　（2）若為脾虛型，方用胃苓湯合枳朮丸或參苓白朮散加減等。

　　**按**：上述諸方中多重用枳殼 15～20 克，湖北著名醫家張夢儂云：枳殼辛能發散，苦能燥濕，涼能清血熱，集理氣、除濕、止癢為一身，故用之屢效，臨證中可供參考。

# 二十七、小青龍湯

《傷寒論》《金匱要略》

【組成】

麻黃 3～9 克（3 兩，去皮），芍藥 9 克（3 兩），細辛 3 克（3 兩），乾薑 3～8 克（3 兩），甘草 3～3 克（3 兩，炙），桂枝 3～6 克（3 兩，去皮），五味子 3～6 克（0.5 斤），半夏 9 克（0.5 斤，洗）。

【用法】

先煎麻黃，去上沫，再入其他藥物同煎 2 次，分服。

【使用標準】

1. 頭痛，發熱惡寒，無汗，脈浮緊。

2. 咳喘氣逆，甚則倚息不得臥，痰稀白呈泡沫狀，鼻涕過多如清水樣，心下部有振水者。

3. 四肢浮腫重痛，不出汗者。

臨證中若具備 1、2 條或只具備第 2 條，或具備 2、3 條均可用。

【禁忌證】

1. 外感風熱，痰熱內蘊而見咳嗽氣急、痰稠黃、發熱口渴、苔黃、脈數者忌用。

2. 脾陽不足，腎陽式微的停飲，為咳、為喘，以及虛證咳喘，亦非本方所宜。

## 【醫案】

門人高××曾治一外感痰喘，其喘劇脈虛，醫皆謂為不治。高××投以小青龍湯，去麻黃，加杏仁，又加生石膏 1 兩，野台參 5 錢，1 劑而喘定。恐其反覆，又繼投以從龍湯，亦加人參與生石膏，其病霍然頓癒。

又：子××治曲姓叟，年 60 餘，外感痰喘，10 餘日不能臥。醫者投以小青龍湯 2 劑，病益加劇（脈有熱而不敢多加生石膏者其病必加劇）。××視之，其脈搏一息六至，上焦煩躁，舌上白苔滿佈，每日大便 2～3 次，然非滑瀉。審證論脈，似難挽回。而××仍投以小青龍湯，去麻黃，加杏仁，又加野台參 3 錢，生龍骨、生牡蠣各 5 錢，生石膏 1.5 兩。1 劑病癒強半，又服 1 劑痊癒。

**按：**前案但加補氣之藥於小青龍湯中，後案並加斂氣之藥於小青龍湯中，似近於少年魯莽，而皆能挽回至險之證，亦可為用小青龍湯者多一變通之法矣。（《醫學衷中參西錄》）

## 【按語】

1. 治外感痰喘，服小青龍湯，病未痊癒，或癒而復發者，應即服從龍湯以收十全之功。

方藥如下：龍骨 1 兩（不用鍛搗）、牡蠣 1 兩（不用鍛搗）、生杭芍 5 錢、清半夏 4 錢、蘇子 4 錢（炒搗）、牛蒡子 3 錢（炒搗），熱者，酌加生石膏數錢或 1 兩。

若遇脈象虛者，用小青龍湯及從龍湯時，皆宜加參，又宜酌加天冬，以調解參性之熱，然如此佐以人參、天冬，仍有不足恃之時，可用生山萸肉 3 兩，急煎數沸服

下，此即回生山茱萸湯。（《醫學衷中參西錄》）

2. 王文鼎曰：「小青龍湯用時需根據病情注重配伍，方中薑、辛、味三藥一般等量用之，注意調節升降開合的適宜。方中麻黃的運用亦有分寸，初病表實用麻黃，次用麻黃絨（麻黃搗爛去粉末留用）；後期而汗出用麻黃根，劑量可用 30 克。初期桂枝、白芍宜等量，病久漸虛需白芍倍桂枝，仿建中意在收斂。」又曰：「小青龍湯治風寒外束，寒飲內停，如寒熱兼挾，口乾思飲，飲不多者加石膏，喘甚加杏仁，咽痛加山豆根。」

3. 李蘭舫曰：「肺寒飲偏重，則乾薑之量倍於五味子（南五味子），肺虛久咳，則五味子（北五味子）之量需酌情加重，甚則倍於乾薑，肺虛用蜜炙乾薑。對高年咳喘之人，用五味子時常用沉香數分同杵，以取酸收之中略帶流走之性，無留邪滯中之弊。」

# 二十八、射干麻黃湯

## 《金匱要略》

### 【組成】

射干6克（13枚，一法3兩），麻黃4.5～9克（4兩），細辛2.5～3克（3兩），半夏9克（大者8枚，洗，一法0.5斤），紫菀9克（3兩），款冬花9克（3兩），五味子6克（0.5斤），生薑3片（4兩），大棗3枚（7枚）。

### 【用法】

先煎麻黃，去上沫，再入其他藥物同煎2次，分服。

### 【使用標準】

1.痰多，咳重，胸悶，不渴。

2.脈或弦或滑或濡，苔白膩或滑。

3.喉中有水雞聲，不得臥，臥則喘甚。

臨證運用時，前兩條尤所必具。

### 【按語】

本方在運用時除加杏仁、川貝外，如痰多不利加蔞皮，胸腹脹加厚朴、萊菔子，氣逆嘔吐加赭石，小便不利加茯苓、澤瀉，對解除病人痰多咳重、胸悶之痛苦，確有良效。

# 二十九、五苓散

## 《傷寒論》《金匱要略》

### 【組成】

豬苓 9 克（18 銖，去皮），澤瀉 12 克（1 兩 6 銖），白朮 9 克（18 銖），茯苓 15 克（18 銖），桂枝 4 克（0.5 兩，去皮）。

### 【用法】

原書為散劑。現多採用湯劑，水煎 2 次，分服。

### 【使用標準】

1. 外有表證，內停水濕、頭痛發熱，煩渴欲飲，或水入即吐，胃腸中有振水音者，小便不利，舌苔白，脈浮。

2. 水濕內停。水腫，泄瀉，小便不利，以及霍亂吐瀉等症。

3. 痰飲。臍下動悸，吐涎沫而頭眩，或短氣而咳者。

上述 3 條，臨證只具其一便可用之。

### 【禁忌證】

津液損傷，陰血虧損之人作渴而小便不利者忌用，以防重劫其陰。

### 【按語】

1. 五苓散臨床多用，從該方使用標準中便可窺見一斑，茲引《五苓散治療腹瀉引起的脫水症臨床療效觀察》

（《雲南中醫雜誌》，1987 年 5 期）一文，僅供臨床參考。本組患者 347 例，其中輕度脫水 273 例、中度 72 例、重度 2 例，病程＜1～12 天。隨機分為 3 組。

　　①五苓散組 116 例：按《傷寒論》用藥分量比例配方、研末，成人每次服 6 克；兒童＜1 歲服 1.2 克，＞1～3 歲服 1.5 克，＞3～7 歲服 2 克，＞7～14 歲服 3 克。均日服 3 次。

　　②對照 1 組 116 例：口服複方新諾明和補液鹽。

　　③對照 2 組 115 例：口服複方新諾明和胃蛋白酶。

　　結果：依次有效分別為 111 例、101 例、81 例，失敗 5 例、15 例、34 例；3 組平均治癒時間為 3.9 天、4.9 天、5 天。以五苓散組止瀉及糾正脫水時間最短，療效優於對照組（P＜0.05，P＜0.01）。

　　2. 按上方劑量利尿效果最佳，各藥等量則利尿效果明顯減弱，臨床須注意。

# 三十、豬苓湯

《傷寒論》《金匱要略》

**【組成】**

豬苓（去皮）、茯苓、澤瀉、阿膠、滑石（碎）各 9 克（1 兩）。

**【用法】**

先煎 4 味，去滓，納阿膠烊化，分服。

**【使用標準】**

口渴欲飲，小便不利，溺管澀痛或小便中挾有膿血，少腹脹滿，心煩不得眠，脈浮發熱者。

**【按語】**

1. 方函口訣云：「此方為下焦蓄熱，利尿之專劑。若邪在上焦，或有表熱者，為五苓散證。凡利尿之品皆主泌別津液，故二方俱能治下利，但其病位有異耳。此方專主下焦，故治淋病或尿血。其他水腫之屬實者及下部有水氣而呼吸如常者，用之皆能奏功。」

和田東郭在《導水瑣言》云：「滿身洪腫，雖力按之，放手即腫起如故，其腫如是之甚，仍不礙其呼吸，氣息如常者，是豬苓湯證也。又一種，腫勢如前，雖腰以下滿腫，而肩臂胸背絕不腫，呼吸如常者，亦可用豬苓湯。」日本醫生更具體指出本方治淋病膿血，加車前子、

大黃更治尿血之重症。

從臟器分之，五苓散證病在腎，雖小便不利，而少腹不滿，絕不見膿血；豬苓湯證，病在膀胱尿道，其小腹必滿，又多帶膿。所論精闢，當仔細玩味。

2. 朱克儉用豬苓加味湯治療腎積水 30 例，此摘錄如下，供臨床參考。

本組患者均予豬苓（去皮）、茯苓、澤瀉、滑石（布包）、阿膠（另包烊化）各 9 克，續斷 12 克，懷牛膝 18 克，金錢草（布包）、車前子各 15 克（布包），甘草 6 克。水煎，日 1 劑。

腰痛甚加元胡；氣虛加黨參、黃耆；小便混濁而無排尿澀痛去金錢草加川萆薢。

結果：痊癒 26 例，多於服藥 21～28 劑後腎積水消失；有效 4 例。隨訪 60 天，痊癒者均未復發。（《河北中醫》，1987 年 5 期）

# 三十一、苓桂朮甘湯

## 《傷寒論》《金匱要略》

### 【組成】

茯苓 12 克（4 兩），桂枝 9 克（3 兩，去皮），白朮 9 克（3 兩），甘草 6 克（2 兩，炙）。

### 【用法】

水煎 2 次，分服。

### 【使用標準】

1. 心下逆滿，氣上衝胸，起則頭眩，心悸氣短，小便不利，脈沉緊。

2. 頭昏眼花，不耐久視，久視則昏暗不清晰，或生雲翳或赤痛多淚，心下悸，脈弦。

臨證中只需具備其中之一者，即可使用。

### 【按語】

1.《類聚方廣義》云：「苓桂朮甘湯治飲家眼目生雲翳，昏暗疼痛，上衝頭眩，瞼腫，眵淚多者，加苯苡（車前子），尤有奇效。」又云「治雀目證，亦有奇效」。臨證中可供參考。

2. 張海峰指出，在具體運用本方時：

第一要分清「陽虛」和「飲邪」哪個方面偏重，中脘惡寒或背心惡寒均屬「飲」的特徵，再則弦脈主飲，故

「飲證」其脈多弦，具此症者，可用本方；

　　第二，如有少氣懶言，中氣不足之證者，可於方中加入黨參、黃耆各 9～15 克；

　　第三，苓桂尤甘湯原方中的「桂」仍指桂枝，有時可改用「肉桂」，其溫陽功能效果更好；

　　第四，如不僅中脘惡寒或其他局部惡寒，而全身均感惡寒者，屬「陽虛」，可於方中加入製附片 9～15 克先煎。以上論述，可謂辨證之眼目，故特此錄之。

# 三十二、澤瀉湯

《金匱要略》

## 【組成】

澤瀉 30 克（5 兩），白朮 12 克（2 兩）。

## 【用法】

水煎 2 次，分服。

## 【使用標準】

頭暈目眩，甚則視物旋轉，噁心嘔吐，或小便不利，舌苔厚膩，脈弦滑。

## 【按語】

1. 《類聚方廣義》云：「支飲冒眩證，其劇者，昏昏搖搖，如居暗室，如坐舟中，如步霧裏，如升空中，居屋床褥，回轉如走，雖瞑目斂神，亦復然，非此方不能治。」其敘述頗詳，有助於辨證，故錄之。

2. 本方臨床多用，茲列舉 3 例僅供參考。

（1）澤瀉柴胡湯（方名自擬）治療化膿性中耳炎 35 例。本組病程＜3 月者 5 例，其餘＞3 月。

**基本方**：白朮 50 克、澤瀉 30 克、柴胡 15 克。

肺虛濕盛者加薏苡 50 克，肝脾濕熱者加膽草 20 克，脾氣虛弱者加黃耆 50 克。水煎服，每日或 2 日 1 劑。服藥期間停用其他中西藥（包括外用藥），忌食辛辣香燥及

過於油膩食物。結果痊癒 29 例，好轉 6 例（均為慢性患者）。（《成都中醫學院學報》，1988 年 11 卷 11 期）

（2）澤瀉降脂湯（方名自擬）治療高血脂症 30 例。本組 30 例中膽固醇（TCh）高者 4 例，甘油三酯（TG）高者 9 例，二項皆高者 17 例。中醫辨證分型：痰濕型 24 例，痰瘀型 5 例，氣陰兩虛型 1 例。

**藥物**：澤瀉 30 克、炒白朮 15 克、製首烏 30 克、決明子 30 克、生大黃 6 克，水煎，每日 1 劑，日 3 服，連服一個半月為一療程，治療期間停用其他降脂藥物。

**療效標準**：以治療後 TCh 下降 30mg%（0.8mmol/L）以上，TG 下降 25mg%（0.28mmol/L）以上作為有效標準。結果：TCh 高者 21 例，有效 18 例，平均下降值 50.13mg%（1.3mmol/L）。TG 高者 26 例，有效 21 例，平均下降值 49.21mg%（0.56mmol/L）。與治療前相比有顯著性差異（P＜0.05）。（《中醫藥研究》，1988 年 4 期）

（3）已故著名醫家趙錫武治內耳眩暈病，每以澤瀉湯、苓桂朮甘湯化裁加減，法宗溫陽利水，使水氣循流，則眩自癒。

**方藥如下**：生龍牡各 18 克、桂枝 9 克、白朮 12 克、甘草 9 克、半夏 12 克、生薑 9 克、雲茯苓 18 克、橘皮 12 克、澤瀉 18 克，此即澤瀉苓桂朮甘湯（方名自擬）。（《趙錫武醫療經驗》）

# 三十三、十棗湯

《傷寒論》《金匱要略》

## 【組成】

大棗 10 枚，芫花（熬）、甘遂、大戟各等分。

## 【用法】

芫花、甘遂、大戟研末，每次 0.6～1.5 克，於清晨空腹時以大棗煎湯調服，不下者，可於次晨再服。得快下利後，糜粥自養。

## 【使用標準】

1. 心下痞硬脹滿，咳唾胸脅引痛，乾嘔短氣，頭痛目眩，微出汗，或胸背掣痛不得息，舌苔滑，脈沉弦有力。

2. 水腫腹脹，屬於實證者。

二者只具其一，即可使用本方。

## 【按語】

1. 《江蘇中醫》1958 年 7 期介紹用十棗湯治療胸腔積液，只能排除積液，是一種對症療法，相當於西醫的穿刺療法。但比穿刺療法更具有迅速、經濟、簡便的優點，尤其是積液排淨後，重複出現較少。正因為是一種對症療法，臨床還需要根據病因及基本病變，配合其他特殊療法，如抗結核、消炎等。另外用此方法治療胸膜積液時應注意以下幾個問題：①大戟、甘遂、芫花最好臨時用生藥

研末服用，效力最強。②服後的藥性作用：大約相隔 1 小時左右，先感覺上脘不舒服，輕度眩暈和略有泛惡，既而腹中鳴響攻痛，痛勢漸向下移，最後大便瀉下稀水，一般5～6 次，最多 8～9 次不等。若僅有 1～2 次，應為劑量太小，未得預期療效，次日可稍增劑量，再服 1 次，瀉下的同時，還可能通身微汗，但有些病例服藥有劇烈嘔吐的副作用。③服藥時間，宜於早晨空腹服，不宜食後。④三味等分為末，每味各用三分，體弱者各用二分。⑤對膿胸、乾性胸膜炎大致無效。

2. **胃酸過多症**：有人採用十棗湯治療胃酸過多症 14例，全部治癒，無一例復發。

**處方及服法**：大戟、芫花、甘遂各 0.45 克（均研末），大棗 10 枚。先將大棗煎湯兩碗，早晨空腹服一碗，俟 1 小時後，再將上列藥末投入另一碗的棗湯內服下。在未瀉前先感到胸中嘔惡，腹內嘈雜，將近 2 時即開始下瀉，2～3 次止，瀉止後自覺疲倦，再用大棗煎粥食之。或用六君去甘加棗湯（方名自擬）：黨參 9 克、白朮9 克、茯苓 9 克、橘紅 4.5、半夏 6 克、大棗 10 枚，水煎服。如李××，男，27 歲，於 2 年前勞動喝冷水後得胃痛病，經常胃疼，多嘔吐酸水，胃部脹滿，經服十棗湯 2劑後，胃酸銳減，且服 1 劑，胃酸消失，但有輕微下泄，胸中覺熱，給服紅棗粥 2 次瀉止，並用六君去甘加棗湯 3劑調理善後，隨訪未發。（《中醫藥文摘彙編》，江西中醫學院編）

# 三十四、葶藶大棗瀉肺湯

## 《金匱要略》

【組成】葶藶 9 克（熬令呈黃色，搗丸如彈子大），大棗 12 枚。

【用法】先煎棗，取液去棗，入葶藶再煎，頓服。

【使用標準】咳嗽喘息不得平臥，胸脅脹滿，或兼面浮腫，苔白膩，脈滑數或弦滑。

【醫案】邑，鄭××，年五十許。感冒風寒，痰喘甚劇，服表散、清火、理痰之藥皆不效，留連 20 餘日，漸近垂危。其甥劉××，從愚讀書，與言醫學，頗能記憶。聞其舅病革，往省之，既至，則衣冠竟屬纊矣。劉用葶藶（4 錢生者布包），大棗（5 枚擘開）湯，加五味子 2 錢，煎湯灌之，豁然頓醒，繼服從龍湯 1 劑痊癒。蓋此證乃頑痰鬱塞肺之竅絡，非葶藶大棗湯，不能瀉之。且喘久則元氣必虛，加五味子 2 錢以收斂元氣，並可借葶藶下行之力，以納氣歸腎也。（《醫學衷中參西錄》）

【按語】本方藥簡力專，只要對證投之，效果甚佳，為增強療效，照顧全面，臨床常配合其他方藥應用，如痰飲咳喘，常與小青龍湯合用，收效甚著。又葶藶子具有強心甙作用的特點，有顯著的利尿作用，故在治療急性充血性心力衰竭時多為選用，臨證中可參考用之。

# 三十五、木防己湯

## 《金匱要略》

### 【組成】

木防己 9 克（4 兩），石膏 30 克（12 枚，雞子大），桂枝 6 克（2 兩），人參 9 克（或黨參 12～15 克代）。

### 【用法】

水煎 2 次，分服。

### 【使用標準】

1. 喘滿煩躁，面色黧黑，脈沉緊。

2. **腹診**：心窩到中脘，堅滿充實，以手按之有壓痛和抵抗感。上由胸骨劍突起，下至中脘，呈現菱形的抵抗壓痛帶，痛點極為敏感。

具備上述兩條即可用。

### 【按語】

1. 本方證的腹診，除有上腹部的症狀外，下腹部也充實飽滿有力，這一點很重要。若上腹部有上述症狀，而下腹部柔軟無力，則為虛證，即茯苓杏仁甘草湯的腹證。上述兩方證的區別，除了腹證不同外，其鑑別要點還在於，木防己湯證有口渴，而茯苓杏仁甘草湯證則無。二者在脈象方面也有虛實的不同。

2. 若服木防己湯，而腹證仍在，無口渴，但小便不利的程度卻比原來更加嚴重，應於原方中去石膏之辛涼，加茯苓以導水下行、芒硝以軟堅散結，即木防己去石膏加茯苓芒硝湯。介於木防己湯和茯苓杏仁甘草湯二者之間的腹證，宜用加減木防己湯治療，即木防己湯加桑白皮、蘇葉、生薑。總之，以心下痞堅為主證的木防己湯，木防己去石膏加茯苓芒硝湯，加減木防己湯和茯苓杏仁甘草湯等方劑，對於心臟瓣膜病有顯著療效，尤其對於心源性哮喘和支氣管哮喘以及腎病綜合徵有好效果。（《國外醫學·中醫中藥分冊》，1987 年 3 期）

3. 木防己湯是仲景治療痰飲結實的一首方劑，但後世醫家很重視本方治療熱痺的功效。如吳鞠通《溫病條辨》在本方的基礎上，組成加減木防己湯（防己、桂枝、石膏、杏仁、滑石、通草、苡仁）治暑濕痺，並云：「此治痺之祖方也（指木防己湯），風勝則行，行者加桂枝、桑葉；濕勝則腫，腫者加滑石、萆薢、蒼朮；寒勝則痛，痛者加防己、桂枝、薑黃、海桐皮；面赤口涎自出者，重加石膏、知母；絕無汗者加羌活、蒼朮；汗多者加黃耆、炙甘草；兼痰飲者加半夏、厚朴、陳皮。」臨床可試用之。

# 三十六、己椒藶黃丸

《金匱要略》

**【組成】**

防己、椒目、葶藶（熬）、大黃各等分（各 1 兩）。

**【用法】**

上 4 味共研細末，蜜丸如梧子大，先服 1 丸，日 3 服，酌情漸增。

**【使用標準】**

1.腹滿腫脹，腸鳴轆轆，二便不利，口乾舌燥。

2.喘咳脹悶，舌苔黃膩或厚膩，脈沉弦有力。

臨證中有一條便是，不必悉具。

**【醫案】**

朱×，男，25 歲。春間患風寒咳嗽，寢至全身浮腫，醫用開鬼門法，浮腫全消，但咳嗽仍緊，腹感滿脹，又用六君子湯加薑、辛、味溫肺健脾，咳得減而腹更脹大，行動則氣促，易醫亦認為氣虛，疏實脾飲，服後脹不減，胸亦甚覺痞滿。經治 10 餘日無效，遷延半年，腹大如鼓。吾夏月治其鄰人某之病，因來複診，按脈沉實，面目浮腫，口舌乾燥，卻不渴，腹大如甕，有時鳴聲脹滿，延及膻中，小便黃短，大便燥結，數日一行，起居飲食尚好，殊無羸狀。如果屬虛服前藥當效，而反增劇者，其為

實也明甚。審病起源風寒，太陽之表邪未盡，水氣留滯，不能由肺外散，反而逐漸深入中焦，與太陰之濕混合為一，並走腸間，轆轆有聲，而三焦決瀆無權，不從膀胱氣化而外溢，積蓄胃腸而成水臟，當趁其體質未虛，乘時而攻去之。依《金匱》法，處防己椒目葶藶大黃丸（改湯），此以防己、椒目行水，葶藶瀉肺，大黃清腸胃積熱，可收快利之效。

藥後水瀉數次，腹脹得減。再2劑，下利尤甚，腹又逐消，小便尚不長，用扶脾利水滋陰之法，改茯苓導水湯配服六味地黃丸，旬日而瘥。（《治驗回憶錄》）

【按語】

《金匱要略》云：「腹滿，口舌乾燥，此腸間有水氣，己椒藶黃丸主之。」日人淺田氏注曰：「因腸間有留飲而變水腫者，此方有效。四肢雖或浮腫，仍以腹滿為主。」可見腹滿（甚則臌脹）是本方的主要適應證。陸淵雷氏進一步闡發說：「凡全身性水腫，大概由三種原因發病而起，一是由心瓣膜病，其腫起於下肢；二出腎炎，其腫起於頭面；三由肝硬變，其腫起於腹部，常先為腹水。此條證候有腹滿，方藥逐裏水，則肝硬變之水腫也……門脈瘀血而引起水腫，先作腹水，故曰腸間有水氣。由是言之，此條乃肝硬變初期之證也。」綜觀上述，本方治肝硬化腹水是不無根據的。近年來亦有這方面的報導，但余以為，肝硬化腹水大多屬正虛邪實之證，在治療上，若一味壅補，則邪滯脹甚；若專事攻下，則正氣益傷。所以臨床太多採取補瀉兼施，或先補後攻，或先攻後補。

# 三十七、小半夏湯

## 《金匱要略》

**【組成】**

半夏 12 克（1 升），生薑 9 克（0.5 斤）。

**【用法】**

水煎 2 次，分服。

**【使用標準】**

嘔吐，口不渴，心下痞。

**【按語】**

1.《金匱要略》云：「諸嘔吐，穀不得下者，小半夏湯主之。」然嘔吐一證原因甚多，臨證須辨明不同情形而施治，如氣盛上逆加橘皮利氣止嘔，夾熱吞酸加左金丸苦辛通降，胃虛氣逆、噦逆不止合旋覆代赭湯補中降逆，中焦虛寒加黨參、吳茱萸、丁香溫中散寒，濕濁內阻加藿香、佩蘭、荳蔻、薏苡仁等芳香化濁，臨證當參酌之。

2. 若上述使用標準中再兼頭眩、心悸者，可在本方中加茯苓 9 克（3 兩），此即小半夏加茯苓湯（《金匱要略》）。

姚正平對該方體會很深，指出：對急慢性腎炎、尿毒症患者，有酸中毒嘔吐不能進食時，常用半夏、生薑和茯苓以降逆止嘔，半夏可用至 30 克，又對其他代謝障礙所

致的嘔吐（如糖尿病的酸中毒、電解質紊亂等）及神經性嘔吐，亦有較好的效果。

3.「病人胸中似喘不喘，似嘔不嘔，似噦不噦，徹心中憒憒然無奈者，生薑半夏湯主之。」半夏 9 克（0.5升）、生薑汁 18 克（1 升），此方與小半夏湯均為半夏、生薑所組成。小半夏湯重用半夏，故其治療以降逆化飲為主，此方重用生薑，故在於散結通氣。

4.「乾嘔，吐逆，吐涎沫，半夏乾薑散主之。」半夏、乾薑各等份。本方與吳茱萸湯證均有乾嘔、吐涎沫，但半夏乾薑散證僅是中陽不足，寒飲上逆，故將小半夏湯中生薑易乾薑，而吳茱萸湯證，則更挾肝濁陰之氣循經上衝，所以尚有頭痛一證。前方專治在胃，後方肝胃同治，用法有別，其匠心所在，略可窺見一斑。

# 三十八、大半夏湯

## 《金匱要略》

### 【組成】

半夏 15 克（2 斤，洗完用），人參 9 克（3 兩或黨參 15 克代），白蜜 1 兩（1 升）。

### 【用法】

以水和蜜揚之，入藥同煎 2 次，分服。

### 【使用標準】

嘔吐，朝食暮吐，暮食朝吐，心下痞硬，精神疲乏，大便乾結。

### 【按語】

1. 本方對現代醫學所稱的神經性嘔吐、賁門痙攣、潰瘍病形成的幽門梗阻、胃扭轉、胃癌等引的嘔吐，凡符合上述標準者，皆有一定的療效。

2. 《金匱》云：「食已即吐者，大黃甘草湯主之。」大黃 12 克（4 兩）、甘草 3 克（1 兩），此方臨床多用。如楊素珍在《大黃甘草粉在急性危重病合併胃腸道症狀中的運用》指出：本組病例包括急性腎功能衰竭、急性胰腺炎、急性胃炎、流行性日本腦炎、梅尼埃病及暴發性肺炎等病症患者，均因胃腸實熱、胃氣上逆發生惡心嘔吐，1～20 日不等。服大黃粉、甘草粉各 1.5～4.5 克，每日

2～3 次。

　　**結果**：多數患者服藥 2～6 次後嘔吐止，少數患者加服調胃承氣湯。另外，臨證中若遇有怵服湯藥，每喝湯藥即吐者，把湯藥煎好後，可先用大黃 1 克、甘草 1 克水煎，小杯慢慢喝下，服後過 15～20 分鐘如不吐，再服原來的湯藥即可不吐，已試多人，有效。（焦樹德《用藥心得十講》第 32 頁）

　　綜觀上述可以看出，大半夏湯與大黃甘草湯雖均治嘔吐，但有虛寒與實熱之不同。大黃甘草湯證是胃腸實熱，腑氣不通，故以食已即吐為特點，而大半夏湯證，則是胃虛脾傷，不能磨穀，食物留在胃的時間較長，故以朝食暮吐、暮食朝吐為特點。所以兩證的治法亦迥然有別。

# 三十九、橘皮竹茹湯

## 《金匱要略》

### 【組成】

橘皮 12 克（2 斤），竹茹 12 克（2 斤），大棗 30 枚（30 枚），生薑 9 克（0.5 斤），甘草 6 克（5 兩），人參 3 克（1 兩）。

### 【用法】

水煎 2 次，分服。

### 【使用標準】

呃逆或嘔吐，兼見虛煩、少氣、口乾，舌嫩紅，脈虛數。

### 【禁忌證】

呃逆、嘔吐屬於虛寒者，非此方所宜。

### 【按語】

1. 本方可用於胃虛有熱之妊娠嘔吐、幽門不完全性梗阻嘔吐及腹部手術後呃逆不止等，尚可用於返流性食道炎。如《中醫藥訊息》1988 年第 5 期介紹，對於有明確的症狀和經胃鏡及病理診斷確診為返流性食道炎的 69 例病人，隨機分為 2 組，甲組 34 例用橘皮竹茹湯（中藥組）治療，乙組 35 例用胃復安和甲氰米呱（西藥組）治療。

方劑組成及給藥方法，**橘皮竹茹湯**：橘皮 20 克、竹茹 20 克、大棗 5 枚、黨參 15 克、甘草 10 克、生薑 15 克，水煎，日服 2 次。

**西藥組**：胃復安 10 毫克，口服，一日服 3 次，甲氰米胍 200 毫克，日服 4 次。

**療效評價**：分痊癒、好轉、無效。

**結果**：①症狀緩解情況，中藥組對消退口苦咽乾、心口燒灼、呃逆等快而明顯，半數病人服藥 1 週內口苦咽乾、噯氣症狀消失，而西藥組僅 8.6%。

②療效觀察，2 組治癒率無明顯差別（p>0.05），好轉率中藥組（32.3%）明顯高於西藥組（14.3%），無效率中藥組（11.8%）明顯低於西藥組（34.3%）。2 週治療結束後，對無效者進行藥物交換治療，結果中藥無效組改用西藥，僅 1 例有效，西藥無效組改用中藥後 10 例有效。

2. 乾嘔，噦，若手足厥者，橘皮湯主之。

**方藥**：橘皮 12 克（4 兩）、生薑 24 克（0.5 斤）。

乾嘔或呃逆，總由氣逆不降所致，但其證有寒熱虛實之不同，前者屬於胃虛有熱，後者屬胃寒氣閉，病機不同，故治法有別。

# 四十、大黃黃連瀉心湯

## 《傷寒論》《金匱要略》

### 【組成】

大黃9克（2兩），黃連3克（1兩），黃芩9克（1兩）。

### 【用法】

1. 用開水浸漬，絞去滓分服。

2. 水煎2次，分服。

### 【使用標準】

1. 顏面潮紅，目赤而澀，急躁不安，興奮失眠，心下痞悶。

2. 各種充血性出血，如吐血、衄血、咯血、牙齦出血、眼底出血、腦出血、結膜出血、子宮出血及皮下出血等。

3. 便秘或有便秘傾向者。

4. 舌紅苔黃，脈數有力。

臨證中上述4條不必悉具，若同時具備2條或2條以上者均可用之。

### 【醫案】

王××，男，20歲，工人。因頭痛鼻衄3天前來我院中醫科求治。自述3天前因工作問題和領導爭吵幾次而

引起。刻症：頭脹痛，以頭頂部為甚，頭暈，蹲下起來時加重，兩眼脹痛，時有脫出之感，昨日鼻衄，不能自止，心煩，舌質紅，苔薄而膩，脈弦數。《內經》曰：「陽氣者，大怒則形氣絕，而血苑於上，使人薄厥。」此人雖未達到薄厥之程度，但皆因氣血並逆於上，故見頭痛頭暈，兩眼脹痛，時有脫出之感，鼻衄。治療應急以釜底抽薪，否則杯水車薪，揚湯止沸，必定無濟於事而變生他證。唐容川在《血證論》中說過：「心為君火，化生血液，……知血生於火，火主於心，則知瀉心即是瀉火，瀉火即是止血。」遂予本方3劑。

　　2劑後，病人因未效又來找我，余自恃認證準確，方藥對證，且將原方以麻沸湯三升漬之須臾，絞去滓分溫再服改為水煎服，意在走胃腸而發揮瀉下作用，以起釜底抽薪之意，可謂絲絲入扣，為何不效？想起在臨床見習期間，曾追隨裴正學老師學習，見其治療「再生障礙性貧血」出現感染，出血時所表現出的一派內心熾盛、熱盛迫血的傾向，血小板最低時 2.5 萬/mm³ 而方宗大黃黃連瀉心湯加味，使沉痾頓起。權衡規矩，自覺用藥無差，乃詳問其因。病人自述，取藥時，因缺黃連一味而未注意，聽此言，頓開茅塞，囑病人找黃連 90 克加入餘藥中煎湯再服，1劑而病情若失。（《中西醫結合研究》，1986 年 5 期）

**【按語】**

　　1. 本方是一首瀉火洩熱的代表方，對於本方的使用標準，《和劑局方》概括說：「三黃丸（即指本方，編者

注），治丈夫、婦人三焦積熱，上焦有熱，攻衝眼目赤
腫，頭頂腫痛，口舌生瘡；中焦有熱，心膈煩躁，不美飲
食；下焦有熱，小便赤澀，大便秘結。五臟俱熱，即生癰
癤瘡痍及治五般痔疾，糞門腫痛，或下鮮血。」可見本方
能清泄三焦之熱，臨床只要辨證準確，掌握「實熱」為其
特點，應用是極為廣泛的。

2. 《血證論》云：「心為君火，化生血液，是血即火
之魄，火即血之魂，火升故血升，火降即血降也。知血生
於火，火主於心，則知瀉心即是瀉火，瀉火即是止血。得
力大黃一味，逆折而下，兼能破瘀逐陳，使不為患，此味
今人多不敢用。不知氣逆血升，得此猛降之藥，以損陽和
陰，真聖藥也。且非徒下胃中之氣而已；即外而經脈肌
膚，凡屬氣逆於血分之中者，大黃之性，亦無不達。蓋其
氣最盛，凡人身氣血凝聚，彼皆能以其藥氣克而治之，使
氣之逆者，不敢不順。今人不敢用，往往留邪為患，惜
哉。方名瀉心，乃仲景探源之治，能從此悟得血生於心，
心即火之義，於血證思過半矣！」此段論述可作為臨床中
用此方治療各種出血證的註腳。

3. 本方的煎服法，《傷寒論》用麻沸湯漬之，取其無
形之氣，不重其有形之味，氣味俱薄而不作瀉下，臨證中
若符合 1、4 之標準者可用之；《金匱要略》三物同煎，
頓服之，取其降火止血，意在釜底抽薪，臨證中具備上述
4 條或 2、3、4 或 1、3 可宗之。煎法不同，作用有異，
學者當於此留心。

# 四十一、附子瀉心湯

## 《傷寒論》

### 【組成】

大黃 6 克（2 兩），附子 9 克（1 枚，炮，去皮，破，另煎取汁），黃芩 9 克（1 兩），黃連 3 克（1 兩）。

### 【用法】

將三黃用開水浸漬絞取汁，與別煎之附子汁混合，分服。

### 【使用標準】

1. 若具備大黃黃連瀉心湯使用標準中的 1、4 條而有汗出惡寒、四肢厥冷者。

2. 老人飲食過多，猝然昏倒，心下滿，拒按，額上汗出，手足厥冷，脈伏者即食厥。

臨證中具備上述任何一條即可。

### 【按語】

1. 對於本方證的病因病機和治法，尤在涇說：「此證邪熱有餘而正陽不足，設治邪遺正，則惡寒益甚，或補陽而遺熱，則痞滿愈增。此方寒熱補瀉，並投互治，誠不得已之苦心，然使無法以制之，鮮不混而無功矣。」上闡釋極為精當，值得反覆玩味。

2. 本方的煎取方法亦頗特殊，寓意甚深。三黃用開水浸泡取汁不必煎煮，其目的是取輕清宣洩之氣，以消熱痞，附子別煎，是取重濁之味，以補陽氣。誠如陳蔚所說：「最妙在附子專煎，扶陽欲其熟而性重，三黃湯漬，開痞欲其生而性輕也。」尤在涇對此論述更詳，他說：「方以麻沸湯浸寒藥，別煎附子取汁，合和以服，則寒熱異其氣，生熟異其性，藥雖同行，而功各奏。」足見仲景製方之精，用法之妙，是很值得我們傚法的。

# 四十二、生薑瀉心湯、 半夏瀉心湯、甘草瀉心湯

## 《傷寒論》《金匱要略》

### 【組成】

**生薑瀉心湯：**生薑 12 克（4 兩，切），甘草 9 克（3 兩，炙），人參 9 克（3 兩或黨參 12 克代），乾薑 3 克（1 兩），黃芩 9 克（3 兩），半夏 9 克（0.5 升，洗），黃連 3 克（1 兩），大棗 12 枚（12 枚，擘）。

**半夏瀉心湯：**半夏 9 克（0.5 升，洗），黃芩、乾薑、人參、甘草（炙）各 9 克（各 3 兩），黃連 3 克（1 兩），大棗 12 枚（12 枚擘）。

**甘草瀉心湯：**甘草 12 克（4 兩，炙），黃芩 9 克（3 兩），乾薑 9 克（3 兩），半夏 9 克（0.5 升，洗），大棗 12 枚（12 枚，擘），黃連 3 克（1 兩），人參 9 克（3 兩，或黨參 12 克代）。

### 【用法】

均為水煎去滓，取汁再煎，分服。

### 【使用標準】

乾嘔或乾噫食臭，心下痞硬滿，腹中雷鳴，下利。

**說明：**若具備上述使用標準，而嘔逆較著者，半夏瀉心湯主之；乾噫食臭較著者，生薑瀉心湯主之；涎唾多，咽乾而燥，短氣而見上症者，甘草瀉心湯主之。

## 【按語】

1. 此三方所用藥物芩、連、乾薑、夏、參、草、棗相同，實際上是一個治法的 3 種加減，故合而論之，意在言簡意明，便於實用。

2. 臨證加減，程門雪指出：「簡言之，寒可加附子，熱可重黃連，虛可加入人參，實可加大黃，兼表可參柴桂，其為用之廣，舉一例百，一以貫之，妙矣。」可供參考。

3. 關於這三個方劑，有些注家卻強調為生薑瀉心湯所主屬太陽，甘草瀉心湯所主屬陽明，半夏瀉心湯所主屬少陽。余以為，此種做法只能是求深反悔，畫蛇添足，致使理論與實踐脫節，對學者既沒有說服力，也無幫助，只能是貽誤眾人。

# 四十三、旋覆代赭湯

## 《傷寒論》

【組成】旋覆花 9 克（3 兩），人參 6 克（2 兩，或黨參 12 克代），生薑 9 克（5 兩），代赭石 12 克（1 兩），甘草 9 克（3 兩，炙），半夏 9 克（0.5 升，洗），大棗 12 枚（12 枚，擘）。

【用法】水煎去滓，取汁再煎，分服。

【使用標準】心下痞硬，噫氣不除，噁心嘔吐，吐涎沫，痰黏如膠，大便難，苔黏，脈弦或滑。

【禁忌證】

1. 胃腸積滯而濁氣上逆致呃者忌用。

2. 胃熱噫呃亦當忌用或加減用之。

【按語】

1. 仲景原方中赭石為劑量最小的一味藥，是生薑的 1/5，旋覆花、甘草的 1/3，人參的 1/2，臨證中有以此為準而獲效者，亦有重用代赭石（輕者 24 克，重者 30 克或 30 克以上），其劑量為旋覆花和黨參的 1 倍或 1 倍以上而獲效的，臨床中可視其病情而定。

2. 若胃氣大虛，可先煎服參草益其胃氣安定中州，再進余藥，或降其逆，或宣其邪，或滌其飲，則清氣自有所歸而能升，濁氣自有所納而能降，噫氣得以除矣。

# 四十四、厚朴生薑半夏甘草人參湯

## 《傷寒論》

### 【組成】

厚朴9克（0.5斤，去皮，炙），生薑9克（0.5斤，切），半夏9克（0.5斤，洗），人參3克（1兩，或黨參9克代），甘草6克（2兩，炙）。

### 【用法】

水煎2次，分服。

### 【使用標準】

顏面萎黃，食慾不振，體乏無力，少氣懶言，腹脹，嘔惡或大便溏薄。

### 【按語】

1. 《傷寒論》云：「發汗後，腹脹滿者，厚朴生薑半夏甘草人參湯主之。」是言發汗過多致傷脾陽，或素來脾虛之人，因汗而脾陽愈虛，以致運化失職，氣滯於腹，壅而作滿，故將脾陽虛證候群移此作為使用標準是適合的，也便於運用。

2. 腹脹一症，有實有虛。實者腹堅硬，拒按而痛，舌苔黃厚或滑膩，是食積或濁滯，宜小陷胸湯或消導攻下劑。虛者腹雖脹而按之柔軟，且喜按壓，按之也不痛，即使痛也很輕微，舌無苔或稍有薄白苔，是脾胃機能衰弱，

產生氣體壅塞於胃中而作脹，投本方，多能迅速取效。

3. 本方為消補兼施之劑，後世的香砂六君子湯、香砂枳朮丸之類，均取法於此，並加以發展而成。臨證中用於虛中挾實之腹脹滿諸症最為對證，若純實純虛之證，均非所宜。

# 四十五、桃核承氣湯

## 《傷寒論》

### 【組成】

桃仁 12 克（50 個，去皮夾），大黃 9 克（4 兩），桂枝 6 克（2 兩，去皮），甘草 6 克（2 兩，炙），芒硝 6 克（2 兩，沖）。

### 【用法】

水煎 2 次，分服。

### 【使用標準】

1. 體質肥胖或壯實。

2. 頭痛眩暈，發熱面赤，譫語狂亂，吐血。

3. 腹診：下腹或左下腹有壓痛及抵抗。

4. 便秘。

5. 舌質暗或有瘀點瘀斑，脈沉澀或沉實有力。

臨證中若同時具備 3 和 4 兩條，而其他三條中兼見其一者，均可用之。

### 【禁忌證】

1. 表證不解，當先解表，忌用活血化瘀，此即先表後裏法。

2. 孕婦及有出血史者忌用或慎用，但因瘀血不去而反覆出血者不在此例。

## 【按語】

1. 臨證中若具備桃核承氣湯的使用標準而無便秘者，可用桂枝茯苓丸。

2. 若具備桃核承氣湯的使用標準而兼見夜熱晝涼者可將該方中桂枝、甘草去之，加當歸9克、芍藥9克、丹皮9克以涼血祛瘀，此即桃仁承氣湯（《溫病條辨》）。

# 四十六、大黃甘遂湯

## 《金匱要略》

### 【組成】

大黃 12 克（4 兩），甘遂 6 克（2 兩），阿膠 6 克（2 兩）。

### 【用法】

水煎 2 次，分服。

### 【使用標準】

1. 口不渴，小便微難或不利，其人如狂。

2. **腹診**：少腹膨硬，隆然如敦狀。

**註**：敦（音ㄉㄨㄟ丶），是古代盛食物的器具，上下稍銳，中部肥大。

### 【醫案】

1. 吳××，女，20 餘。閉經年餘，腹大如鼓，求治於余。詢問病狀，當時認為是抵當湯證。問其曾服何藥，病家檢視前醫之方，更有猛於抵當湯者，凡虻蟲、水蛭、桃仁、大黃、蟅蟲、乾漆之類，無不用過，已服 2 劑，病情全無變動。

余仔細思索，詢其小便微難，兩脛微腫，診其脈沉而澀，恍然悟曰：此為血水並結之證也。前醫偏於攻血所以不效，必須活血利水兼施，乃用大黃、桃仁、虻蟲、甘

遂、阿膠，2 劑而小便利，經水亦通，腹脹全消。此即金匱大黃甘遂湯證也。（《湖北中醫醫案選集》第一輯）

2. 蓄水兼蓄血案。韓××，男，50 餘。

**初診**：初起時證，寒熱纏綿不解，亦不甚重。時經一候，小便不窒；今小便不通已 3 日，病人狂妄錯亂，言語無序，聲音高亢，目白珠色紅，時以兩手拉褲，下床作欲尿之狀。脈象浮滑，舌苔白膩，腹診小腹部膨硬，隆然拒按。膀胱積尿，如此其多；神志妄亂，如此其狂。據其苔脈，必有痰熱蘊於心胃間。咎由初病之時，邪機未能宣達，故熱象不顯，玩忽失治，太陽經邪入腑。又因膀胱氣化不振，邪水停蓄不行，致痰熱格拒於上。病勢至惡，而尤以尿閉為急。暫擬方，宗《傷寒論》蓄水治則，復入豁痰洩熱，以清心宣竅。

生白朮 3 錢、澤瀉 3 錢、豬苓 3 錢、白茯苓 4 錢、川桂枝 7 分、明礬水拌鬱金 0.5 錢、陳膽星 1 錢、天竺黃 2 錢、石菖蒲 1 錢、川貝母 3 錢、帶心連翹 4 錢、車前子 3 錢。

**二診**：服藥後，病未稍減，狂妄依然，尿亦未通，守原法進一層圖之。

原方去連翹，加冬葵子 3 錢，蟋蟀（乾）3 隻，去足、翅。

**三診**：兩進宣氣化而利水，豁痰熱而清上，藥效杳然。小便僅通點滴，昏狂迄未靜。考《傷寒論》蓄水條載小便不利，而蓄血條載「其人如狂」。此證豈水血兩結之候乎？推其原理，良以太陽邪熱隨經入腑。因膀胱氣化失

宣，而水結不行，鬱蒸日久，而瘀熱內蓄，水、血交相濟惡，遂致下而尿閉，上而狂昏，合二證於一身，而病根在下焦。茲宗此說，水血兩通，以冀獲效。

生白朮3錢、澤瀉3錢、茯苓4錢、豬苓3錢、益元散4錢（包煎）、桃仁4錢、冬葵子3錢、車前子3錢。

另：上徭桂4分、西琥珀5分、麝香1分、製川軍1錢、兩頭尖5分。上藥共研細末，飯糊為丸，藥汁1次服下。

服此方後，未畫時而小溲通暢，神識即清，其後用洩化法調理而癒。

## 【討論】

《傷寒論》蓄水條有「脈浮，小便不利，微熱，煩渴」等證，韓姓之病近似，而病人於尿閉之後，繼以狂亂，為蓄水證不應有。

予當時頗多疑慮，若據尿閉為上熱下寒之戴陽證，則脈滑並不空豁，不類格陽如上；若據狂譫為燥屎內結，則大便無阻，不類陽明燥實；若以其蓄血發狂，則小便當自利，不應癃閉不通。

臨床時診斷不決，所以第一二案論治處方，均不切實。在第三次複診之前，予憶張仲景原有膀胱蓄水與蓄血之分，今根據辨證論治原則，小便不利，其人如狂似蓄水、蓄血並具之證，恐係下焦氣化不宣，水結既久，邪熱壅滯，搏血為瘀，由氣分而涉及血分，小便不通，其為蓄水無疑。

而其人發狂定屬蓄血內阻，柯韻伯所謂「太陽表證，

陽氣重可知，陽極則擾陰，血病則知覺昏昧，此經病傳腑，表病傳裏，氣病傳血也。」因宗水血兩結之理論，用行水、行瘀之法，幸收全功。（《江蘇中醫》，1959 年 1 期）

【按語】

《金匱要略》云：「婦人少腹滿如敦狀，小便微難而不渴，生後者，此為水與血俱結在血室也，大黃甘遂湯主之。」本方臨床多不常用，筆者收錄於此，其意在於臨證中既有蓄水、蓄血之證，也有水血兩結，若只知其一，不知其二，臨證遇之則不免惘然，本醫案 2 即為佐證。

倘病之初起，見其小便不通，狂妄錯亂，小腹部膨硬，隆然拒按而宗本方，或許可收快利之效，不知同道以為何？

# 四十七、抵當湯（丸）

《傷寒論》《金匱要略》

## 【組成】

1. **湯劑**：水蛭 6 克（38 個，熬），虻蟲 6 克（30 個，去翅足，熬），桃仁 9 克（20 個，去皮尖），大黃 9 克（3 兩，酒洗）。

2. **丸劑**：水蛭 4 克（20 個，熬），虻蟲 4 克（20 個，去翅足，熬），桃仁 10 克（25 個，去皮尖），大黃 9 克（3 兩）。

## 【用法】

1. **湯劑**：水煎 2 次，分服。

2. **丸劑**：4 味為末，分為 4 丸，每服水煎 1 丸，若不下者，再服。

## 【使用標準】

桃核承氣湯證見大便色黑硬而易解者。

## 【按語】

1. 抵當湯與丸二方藥味完全相同，功用亦同，前人認為湯的藥力峻而丸的藥力緩，重症可用湯，輕症可用丸。其實湯是去滓服，丸是連滓服，服丸 1 週時也能下血，可見丸劑的作用未必遜於湯劑。

2. 桃核承氣湯與本方在運用時，歷來有蓄血的輕症與

重症之分，其實臨床中很難區別，就如同中醫的脈象一樣，可謂心下易了，指下難明。

　　筆者之見，臨證中可不必細分，若要細辨，從大便來辨還可謂提綱挈領，有便秘者可用桃核承氣湯，大便色黑硬而易解，可用本方。

# 四十八、下瘀血湯

## 《金匱要略》

### 【組成】

大黃 9 克（3 兩），桃仁 9 克（20 枚），虻蟲 6 克（20 枚，熬，去足）。

### 【用法】

3 味研末，煉蜜和為 4 丸，以酒適量煎 1 丸，頓服。今多用水煎，酒沖服。

### 【使用標準】

小腹疼痛如刺，按之有塊或有發熱，舌紫暗或有瘀斑，脈沉澀或脈沉實。亦治瘀而經水不利。

### 【禁忌證】

本方瀉下逐瘀之力較峻，凡體虛、孕婦或有出血病證者忌用或慎用。

### 【按語】

下瘀血湯，《金匱要略》原治「產婦腹痛⋯⋯此為腹中有乾血著臍下」，「亦主經水不利」。後世根據仲景制方之意，在應用上多有發揮，特別是姜春華介紹本方治療肝硬化等病的經驗更值得重視，故摘錄如下：

早期肝硬化（癥塊）的病機是由肝血瘀滯，肝失疏泄，久則瘀凝肝絡，窒塞不通，損傷脾胃，進而三焦不利

致成膨脹，所以治療主張用下瘀血湯為主，活血化瘀，使肝臟血行暢通，瘀無所留。臨床觀察不但可減輕脅痛、腹脹、唇黑面晦，舌邊紫斑，皮下出血，微血管擴張等症狀體徵，對肝功能也有顯著改善，如轉氨酶、鋅濁、麝濁均可見下降，對白蛋白、球蛋白的倒置可以糾正，γ球蛋白的升高可以下降，其餘如黃疸指數、鹼性磷酸酶也都有一定的下降作用。

唯運用時原方生大黃多改為製大黃，認為生者常用會引起便秘。改作煎劑服用，個別病人始服或有便溏，次數增多，但繼續服用即轉為正常。

對於晚期肝硬化腹水，亦認為主要矛盾在「肝血瘀積」，故亦以下瘀血湯為主方。對輕、中度腹水者，用下瘀血湯加當歸、丹參、生地、熟地、阿膠、白芍、黨參（或人參粉 1.5 克）黃耆各 9 克，白朮、茯苓各 15 克，砂仁 1.5 克，黑大豆 60 克，鱉甲 15 克，牡蠣 30 克。

腹中脹氣加廣木香 3 克，藿梗、蘇梗、枳殼、大腹皮各 9 克；對腹水較多，體質較虛而小便不利者，用下瘀血湯加黨參、黃耆、白朮各 15 克，黑大豆 60 克，澤瀉、茯苓各 15 克，西瓜皮、葫蘆、玉米鬚、對坐草各 30 克；對體質較好，大量腹水，腹脹難堪，小便極少者，用下瘀血湯加商陸 9 克、大戟 15 克、芫花 1.5 克，車前子、赤茯苓、瞿麥各 15 克，葫蘆、對坐草各 30 克，大腹子、皮各 9 克，另黑白丑 3 克研粉沖藥中。

以上經驗可資臨床參考。

# 四十九、大黃蟅蟲丸

## 《金匱要略》

### 【組成】

大黃（蒸）300克（10分），黃芩60克（2兩），甘草90克（3兩），桃仁60克（1升），杏仁60克（1升），芍藥120克（4兩），乾地黃300克（10兩），乾漆30克（1兩），虻蟲60克（1升），水蛭60克（100枚），蠐螬60克（1升），蟅蟲30克（0.5升）。

### 【用法】

上12味，末之，煉蜜和丸小豆大，酒飲服5丸，日3服。（現代用法：共為細末，煉蜜為丸，重3克，每服1丸，溫開水送服。亦可做湯劑水煎服，用量按原方比例酌減。）

### 【使用標準】

形體羸瘦，腹滿不能飲食，肌膚甲錯，兩目黯黑者。

### 【醫案】

1. 段×，男，34歲，農民，住院號157334，於1983年3月5日入院。患者乏力納差，鞏膜發黃40天，經當地醫院治療無效，病情加重而轉入我院。入院時消化道症狀嚴重，頻繁嘔吐，腹脹，不能進食，有鼻衄及牙齦廣泛出血。既往無肝炎病史。

**入院檢查**：體溫 37℃，脈搏 68 次/分，血壓 110/60mmHg，精神極差，面部輕度浮腫，鞏膜及全身皮膚深色黃染，無肝掌及蜘蛛痣。心肺正常。腹部脹滿，肝脅下 1cm，質軟，有明顯觸痛，脾肋下可及，移動性濁音（+）。黃疸指數 165U，SGPT 366U，A／G 為 2.2／3.48，HBsAg（+），凝血酶原時間 29.6 秒。腹水化驗係漏出液。

**臨床診斷**：亞急性重症病毒性肝炎。

**治療經過**：入院後給高滲葡萄糖液靜脈點滴，並先後輸凍乾血漿 5 次（每次 200ml），口服安體舒通等利尿劑，但黃疸及腹水無明顯減輕，住院第 39 天患者一度出現肝昏迷前兆，於第 41 天以治療無效自動出院。出院帶大黃䗪蟲丸（該藥係西安某藥廠生產，每丸重 3 克），按每日 2 次，每次 2 丸，堅持服用。半年後一般情況好轉，用量減半，連服 1 年半，總量約 1400 丸。在此期間未加用其他藥物。

**隨訪情況**：服藥丸 2 個月時黃疸及腹水全部消退，肝功能亦逐漸好轉，服藥 4 個月時肝功能恢復正常。後又於 1984 年 4 月及 1985 年 4 月 2 次來院複查，一般情況良好，面色紅潤，精神煥發，肝肋下 1cm，無觸痛，脾肋下 1cm，肝功能檢驗 γ 球蛋白正常，HBsAg（-）。食道透視未見曲張靜脈，超音波顯示肝內光點分佈均勻，門脈及脾靜脈寬度均在正常範圍。（《中西醫結合雜誌》，1987 年 11 卷 7 期）

2. 李××，女，20 歲，待業青年，未婚，於 1979 年

3 月份來我院門診就診。

該患者近半年來自覺小腹脹痛，腹部日漸增大，潮熱，時有盜汗，曾先後去幾家醫院未能確診，故來我院求中醫治療。

**查體所見：**病人形體消瘦，肌膚甲錯，兩目黯黑，顴赤唇紅，舌質紫暗，舌尖紅，邊有瘀血點，腹部脹滿，膨隆，如妊娠七八個月大小，按之揉麵感，拒按，脈沉細稍數。

**肛診檢查：**子宮體後位，大小不清，壓痛（+），附件增厚，壓痛明顯，根據辨證屬血瘀癥瘕，西醫診斷為結核性盆腔炎、盆腔腹膜炎。故先給予鏈黴素 0.5g，日 2 次肌注，口服異煙肼、維生素 $B_6$，經一個療程治療，低熱消退，腹脹稍減。但仍有腹脹，不能飲食，婦科肛診，子宮體稍小，於子宮左上方可觸及新生兒頭大包頭，質軟，形不正，壓痛明顯，右側附件增厚，壓痛明顯。

根據症狀探其病機，即屬「五勞七傷」致臟腑虛衰日久不癒，影響經絡氣血運行不暢，以致瘀血留而不去，血瘀日久，熱邪傷陰，故出現上述症狀。我們考慮正符仲景之大黃䗪蟲丸所治之證，故投以大黃䗪蟲丸，日服 3 次，每次 1 丸，溫水送服，連續服用 1 年零 2 個月。患者腹部腫塊消失，飲食正常，體力恢復，1982 年參加工作，1983 年與一健男結婚，1983 年末足月順產一女孩，現母子健康。（《中醫藥訊息》，1987 年 2 期）

【按語】

本方是補虛活血化瘀的方劑，在臨床中多用於久病正

虛血瘀結成癥積之證。目前對於肝脾腫大、肝硬化，或婦人經閉及腹部手術後腸沾黏疼痛等病，均可相機應用，但須久服方能有效。現就《以大黃䗪蟲丸為主治療慢性粒細胞性白血病》的情況做一簡介，供臨床參考。

36 例慢性粒細胞白血病患者隨機抽樣分為兩組：

化療加大黃䗪蟲丸組（下稱結合組）16 例，男 9 例，女 7 例，其中慢性期 6 例，急性變 10 例，中度脾腫大（3cm 至臍平）者 3 例，高度脾腫大（至臍以下）者 10 例，胸骨壓痛 13 例。

化療組（對照組）20 例，男 11 例，女 9 例。慢性期 11 例，急性變 9 例，脾輕度腫大（＜3cm）1 例，中度腫大 8 例，高度腫大 9 例，胸骨壓痛 16 例。

**治療方法**：兩組化療藥物均用馬利蘭 4～8mg／日，療程 4～3 2 週不等。

急性變者加用長春新鹼 1～2 mg／日、6-巰基嘌呤 100mg／日、環磷醯胺 100mg／日、強的松 40mg／日，療程 14～28 天。

結合組加用大黃䗪蟲丸 2～3 丸／日，4 週為 1 個療程，本組用 1～8 個療程不等。

**結果**：按 1978 年全國血液病會議制訂標準，結合組完全達到緩解者 8 例（50％），部分緩解者 6 例（37.5％），總緩解率 87.5％，死亡 1 例（6.3％），脾臟均有不同程度縮小，其中明顯縮小（達 10cm 以上）者 66.5％。對照組完全緩解者 4 例（20％），部分緩解者 6 例（30％），總緩解率為 50％，死亡 8 例（40％）；脾

縮小率為 44.4%，其中無明顯縮小者。兩組緩解率與脾臟縮小率差異非常顯著（p＜0.01）。結合組周圍幼稚細胞>10%者 15 例，治後＜10%者 14 例；化療組治前＞10%者 19 例，治後＜10%者 11 例。結合組周圍幼稚細胞治後較治前減少者 7 例（43.17％），恢復正常者 8 例（50％）。化療組治後減少者 5 例（25％），恢復正常者 5 例（25％），兩組治後幼稚細胞減少對比有非常顯著性意義（p＜0.01）。但治療後白細胞、血紅蛋白及血小板的變化，兩組無顯著差異。

**體會：**單用大黃䗪蟲丸大概還不能獲得慢性粒細胞白血病的完全緩解。但作為輔助藥物藉以縮小脾臟，此藥具有實用價值。在目前化療、脾切除和骨髓移植還都不能解決慢性粒細胞白血病急變的情況下，發揮中醫藥的優勢，探索更多防治慢性粒細胞白血病（尤其對急變）的有效途徑，有其一定的臨床意義。（《中西醫結合雜誌》，1988年 8 期）

# 五十、梔子豉湯

《傷寒論》

【組成】

梔子9克（14個，擘），香豉9克（4合，綿裹）。

【用法】

水煎2次，分服。

【使用標準】

1. 身熱，心胸煩悶懊憹，甚則反覆顛倒，臥起不安。

2. 胸脘痞滿窒塞，按之軟而不痛，嘈雜似飢，但不欲食。

3. 吐衄，脘中煩熱，或小便不利，身黃。

4. 舌紅苔黃，脈數。

具備以上4條可用之，或具備1、2、4以及3、4也可用之。

【禁忌證】

凡用梔子豉湯，病人舊微溏者，不可與服之。

【醫案】

董××，女，57歲。心煩懊憹無奈，每跑到曠野方安，脘腹氣脹，如有物而不下，脈弦數，舌尖紅絳，根部苔膩，小便色黃，而大便反不秘。辨證：心胸熱鬱，胃氣壅塞。此時若大便秘結，則治以小承氣湯。今大便通暢，

其煩熱未能成實，《傷寒論》所謂「虛煩」是也。治應洩熱除滿，理氣和胃，疏方：生山梔 12 克、枳實 9 克、厚朴 9 克。服 1 劑癒。（《傷寒挈要》）

## 【按語】

本方臨床用之較廣，如喬氏等認為治療精神病必須抓住「心經鬱熱」「神明被蒙」這一病理關鍵，清透鬱熱以治其本。故常以梔子豉湯為基礎，或合三承氣湯，或合滌痰湯，或合柴胡加龍骨牡蠣湯，隨證化裁，治療多種精神病，每獲良效。（《河南中醫》，1986 年 5 期）

若加炙甘草，名梔子甘草豉湯。治心中懊憹而急迫少氣者或食道病下嚥困難，胸中窒痛者。加生薑，名梔子生薑豉湯，治心中懊憹兼吐者。去豆豉，加厚朴、枳實，名梔子厚朴湯，治心煩腹滿，臥起不安，溲少而渾，舌紅而苔厚膩者（註：凡用到厚朴的患者，其舌多呈厚膩苔。假使舌質紅而心煩，就必須配山梔或川連，如不配以苦寒藥，其煩非但不除，且可能轉劇。假使心煩，舌紅而苔不厚膩，縱有脹滿症，亦不得輕易用厚朴）。加枳實，用清漿水煎，名枳實梔子豉湯，治無論病前後，凡身微熱，不惡寒，脘部痞塞嘈雜，虛煩不得眠，大便實，小便不利，脈數者。若脈滑數有力，舌上有厚苔，腹中痛而拒按者，可加大黃。病後食復勞復，見證如上，亦適用本方。去豆豉加乾薑，名梔子乾薑湯，治惡寒已罷，身熱微煩，腹痛腸鳴下利者。柯琴云：「或以丸藥下之，心中微煩，外熱不去，是知寒氣留中而上焦留熱，故任梔子以除煩，用乾薑逐內寒，以散表熱，此甘草瀉心之化方也。」

# 五十一、瓜蒂散

## 《傷寒論》

### 【組成】

瓜蒂（熬黃），赤小豆（各等分）。

### 【用法】

上二藥研細末和勻，每用 1～2 克用淡豆豉 15 克煮作稀粥，去滓，取汁和散，乘溫，頓服之。若不吐者，少加劑量，得吐停藥。

### 【使用標準】

1. 發熱惡風，汗出或額間熱較顯著，但頭不痛、項不強。

2. 胸中痞硬，氣上衝咽喉，不得息。

3. 手足厥冷，寸脈浮，按之緊。

4. 煩滿不安，嘈雜不能食或泛泛欲吐不得吐，咽間阻逆或發癲癇者。

5. 陽黃，心下堅硬，渴欲飲，氣息喘粗。

上述標準中，若具備 1、2 或 2、4 或 5 均可用之，若只具備 1、3 斷不可用之。

### 【禁忌證】

1. 瓜蒂散為催吐峻劑，副作用較大，凡體虛、孕婦及有吐血史者（如潰瘍病出血等）應慎用。

2. 中陽虛衰，膈上有寒飲，乾嘔者，不可吐，當溫之。

**【按語】**

1. 用瓜蒂散治療陽黃，可用瓜蒂散噴鼻，以鼻流黃水為止。用其治療病毒性肝炎，意在提高細胞免疫以達到「扶正祛邪」的目的。

2.《醫方集解》云：「治卒中痰迷，涎潮壅盛，癲狂煩亂，人事昏沉，五癇痰壅上膈，及火氣上衝，喉不得息，食填中脘，欲吐不出，量人虛實服之。吐時須令閉目，緊束肚皮。吐不止者，蔥白湯解之。良久不出者，含砂糖一塊，即吐。」可資參考。

3. 甜瓜蒂又名苦丁香，含有苦味成分，名甜瓜蒂毒素。據《日本東京醫學會雜誌》（1949 年 8 卷 1～7 號）報導，經口給狗吞服 0.02 克/千克的甜瓜蒂，即能引起強烈的嘔吐，繼而呼吸中樞麻痺而死亡。對家兔的最小致死量是 2.5 毫克/千克。所以在臨床中必須嚴格掌握劑量，且中病即止，不可久用，否則易引起中毒。

# 五十二、小陷胸湯

## 《傷寒論》

### 【組成】

黃連 6 克（1 兩），半夏 9 克（0.5 斤，洗），瓜蔞實 15 克（大者 1 枚）。

### 【用法】

水煎 2 次，分服。

### 【使用標準】

心下硬滿，按之則痛，口苦，吐痰黃稠，舌紅、苔黃膩，脈浮滑。

### 【禁忌證】

本方藥性苦寒，故寒痰結實者忌用，脾胃陽虛者亦慎用。

### 【按語】

1. 時振聲談到應用小陷胸加枳實湯的指徵，主要是心下痞滿拒按，大便乾結，口黏口苦，舌苔黃膩，其中以心下痞滿、拒按最為重要。多年來，觀察了急性傳染性肝炎（包括黃疸型、無黃疸型），符合小陷胸湯指徵者 27 例，平均退黃天數 26.4 天，不符合小陷胸湯指徵 4 例，平均退黃天數 32.5 天，認為精確的辨證有助於療程的縮短。並比較了小陷胸加枳實湯、茵陳蒿湯及五苓散 3 方的

退黃情況，結果是對於輕型患者來說，3 種方劑退黃效果都很好，尤其是小陷胸加枳實湯及茵陳蒿湯在半月內黃疸消失，對於中型，小陷胸加枳實湯和茵陳蒿湯較好，在 1 月左右黃疸消失，對於重型，則似以小陷胸加枳實湯為優。

　　2.《傷寒論》有大結胸、小結胸證之別，治法亦有大、小陷胸湯之異，所以兩者必須注意鑑別。張兼善云：「從心下至少腹石硬而痛，不可近者，大結胸也；正在心下，未及胸脅，按之痛未至石硬，小結胸也，形證之分如此。蓋大結胸者，是水結在胸膜，故其脈沉緊；小結胸者，是痰結在心下，故其微滑。水結宜下，故用遂、葶、硝、黃；痰結宜消，故用瓜蔞、半夏。」張令韶也說：「湯有大小之別，證有輕重之殊。」上述論述實為辨證之眼目，故錄之以供參考。

# 五十三、白虎湯

## 《傷寒論》

### 【組成】

生石膏 60 克（1 斤，碎），知母 12 克（6 兩），甘草 6 克（2 兩，炙），粳米一匙（6 合）。

### 【用法】

先煎石膏，再入其他藥物同煎 2 次，米熟湯成，分服。

### 【使用標準】

1. 壯熱煩渴，口乾舌燥，面赤惡熱，大汗出，脈洪大有力。

2. 手足厥冷，胸腹灼熱，口渴，小便黃，舌苔黃燥，脈滑。

3. 腹滿身重，難於轉側，口不仁，面垢，譫語遺尿。

臨證中，若具備其中任何一條即可。

### 【禁忌證】

1. 表不解而惡寒無汗者忌用。

2. 陽（氣）虛發熱，可出現類似白虎湯的證候，如身熱汗出，氣喘，脈大等，但舌質淡，脈雖大而重按無力，神疲肢倦，是其辨也。此證宜甘溫除熱，忌用白虎。

3. 陰虛潮熱者忌用。

4. 真寒假熱者忌用。

【醫案】

石姓，男，24 歲，工人，1985 年仲冬初診。自述近幾天來，壯熱煩渴，汗出，頭如水洗，觀其面垢，舌質紅、苔黃燥，切脈洪大有力，知其為白虎湯證，遂疏原方 3 劑，可謂 1 劑知，3 劑已。

【按語】

1. 用於熱厥的手足厥冷，是手冷不過肘，足冷不過膝，臨證中須注意。

2. 本方臨床用之甚廣，茲就消渴、眼疾及流行性出血熱方面的情況加以錄之，供參考。

劉氏報導用消渴白虎湯（方名自擬）配合驗方治療糖尿病 21 例，總有效率為 95%。

**基本方**：生石膏 30～120 克、知母 15 克、元參 30克、生山藥 30 克、石斛 15 克、寸冬 15 克、天花粉 15克、葦根 30 克、甘草 3～6 克。體質差者加黨參或太子參1.5 克以補氣。一般用藥 3～6 劑後，口渴飲水量可明顯減輕或恢復正常。

此時用驗方**金雞湯**（方名自擬）治療，以免復發。處方：芡實、白扁豆、益智仁、苡仁各 30 克，公雞 1 隻（去淨毛及內臟）。洗淨後將上 4 味藥填於公雞體腔內，用針線縫好體腔之切口，砂鍋煮之，至雞肉熟為度。依患者食量吃肉喝湯，藥渣亦可飲之，不計量，可 1 天 1 劑或2 天 1 劑。用 3～5 劑後，可改為每週或 10 天 1 劑，以鞏固療效。（《河南中醫學院學報》，1976 年 3 期）

又雷氏認為消渴症患者雖無大熱、大汗等症狀，也無典型的洪大滑數脈象，但根據患者異常的口乾，強烈的口渴和大量飲水等症候，即可應用白虎湯或白虎加人參湯治療。（《中醫雜誌》，1984 年 11 期）

**眼疾**：姚方蔚介紹，本方適應於外障，凡眼暴赤腫痛，在一定適應證下都可以本為主，加減施治而宗加味白虎湯（方名自擬），其中比較廣泛應用的有火脹大頭、天行赤眼、白翳銀星玉粒、湧波翳等。

其應用原則及主要體徵：①眼部症狀：外障為主，局部紅腫瘀滯較甚，刺激症狀比較嚴重；②舌苔：舌赤少絳，或舌赤苔黃而燥；③脈象：滑數，洪數有力（或洪大）；④其他體徵：身體壯實，面色紅潤，鼻乾灼熱，口唇乾燥，煩渴，喜冷飲。

**臨床加減**：如眼部赤脈瘀滯較甚，可在方中加鮮生地；口乾煩渴較甚，可在方中加玄參、麥冬；眼部紅腫劇烈，赤脈怒張，或黑睛翳障，星點兼起自兩側，眼痛頭痛較著，灼熱如焚，舌赤苔黃而燥者，宜加川連、黃芩；如兼大便秘結，可再加大黃、玄明粉；如眼部胞瞼浮腫，白睛高脹，頭痛眼痛劇烈，且伴有發熱惡寒、熱多寒少，脈象浮數，舌赤苔微黃，為內熱而有外寒，宜加麻黃、杏仁表裏雙解；如兼眼瞼赤爛、瘡、癤，可加蒼朮化濕退熱；火脹大頭，胞瞼斑瘡，可加玄參、川連、連翹、牛蒡子、升麻、人中黃、竹葉等藥，清熱解毒化斑。（《上海中醫雜誌》，1964 年 4 期）

王氏介紹以白虎湯加減治療流行性出血熱（簡稱出血

熱）40 例，其中男 28 例，女 12 例。輕型 16 例，中型 11
例，重型 10 例，危重型 3 例。診斷分型標準按 1981 年全
國出血熱會議規定，並對其中出院後的 30 例患者用免疫
螢光法測定抗體加以證實。當地的出血熱為野鼠型。入院
時為發熱期 30 例，低血壓期 7 例，少尿期 3 例。

**方藥**組成：白虎湯：生石膏 30～300 克、知母 12
克、甘草 10 克、粳米 10 克。

**臨床辨證**：①發熱期：多表現為氣血兩燔，血熱熾
盛。症見：發熱惡寒，顏面潮紅，目赤微浮，頭身腰痛，
口渴引飲，泛惡嘔吐，重者神昏譫語，斑疹顯露，舌紅苔
黃，脈弦數或洪數。治以辛涼宣透，清熱解毒。方宗白虎
湯Ⅰ號，用白虎湯加二花、連翹、板藍根、大青葉。口渴
加生地、花粉；嘔吐加竹茹、代赭石；充血出血傾向較重
者加丹參、水牛角。

②低血壓期：多屬熱傷真陰，氣虛欲脫。症見：瘀斑
瘀血，渴欲飲冷，心煩肢冷，血壓下降，重則煩躁神昏，
舌紅苔黃燥，脈細數或沉細欲絕。治宜清熱益氣，生津復
脈，方宗白虎湯Ⅱ號，用白虎湯加人參、麥冬、五味子、
丹參等。

③少尿期。多屬邪熱內盛，津液消灼，膀胱熱結。症
見：口乾咽燥，嘔吐噁心，腹脹便結，吐衄，尿血，便
血，尿少或尿閉，重則神昏譫語，舌質紅絳，苔黑燥或黃
厚，脈細數或弦數。治宜益陰生津，清熱涼血，增液通
便。方宗白虎湯Ⅲ號，用白虎湯去粳米加玄參、生地、寸
冬、大黃、芒硝。口渴加天花粉、金石斛，呃逆加柿蒂、

陳皮，熱入心包，神昏譫語可加用安宮牛黃丸、至寶、紫雪丹之類。

④多尿期：多屬腎陰不足，腎氣不固，統攝無權，制約失職。症見：口渴多飲，尿頻量多，神疲乏力，腰痠倦怠，舌質乾燥，苔少，脈象細數或虛大。治宜滋腎固攝，益氣生津。方宗白虎湯Ⅳ號，用白虎湯（石膏投以輕劑）加生地、山藥、山萸、麥冬、五味子、菟絲子、黨參等。

⑤恢復期：屬邪退正虛，陰陽氣血虧損。如氣陰兩傷，餘熱未盡，治宜清熱和胃，益氣養陰生津。方用竹葉石膏湯加減。脾胃虛弱，宜健脾益氣，給參苓白朮散加減。如氣血兩虛者，則以補氣養血，方用十全大補湯。腎陰虧損者，治宜滋補腎陰，方用六味地黃湯加減。

**療效標準**：治癒，各期臨床症狀消除，患者進入恢復期；有效，各期臨床症狀基本控制；無效，症狀無改變甚至加重或死亡。

**結果**：本組 40 例全部治癒。療程最短 6 天，最長 15 天。大部分患者使用中藥治療後都有跳越期或縮短病期。40 例中跳越低血壓期 7 例，跳越少尿期 6 例，跳越低血壓、少尿兩期者 16 例，合計 29 例。跳期率占 72.5%。（《中西醫結合雜誌》，1987 年 5 卷 7 期）

# 五十四、白虎加人參湯

《傷寒論》《金匱要略》

## 【組成】

生石膏 60 克（1 斤，碎，綿裹），知母 12 克（6兩），甘草 6 克（2 兩，炙），粳米一匙（6 合），人參 9 克（3 兩）。

## 【用法】

先煎石膏，再入其他藥物同煎 2 次，米熟湯成，分服。

## 【使用標準】

1. 白虎湯的使用標準第 1 條加時時惡風，欲飲水數升者。

2. 身熱而渴，汗多，背微惡寒，倦怠少氣，舌紅少津苔黃，脈洪大無力。

具備此二條中的任何一條，即可使用本方。

## 【按語】

1.「時時惡風，欲飲水數升者」此乃加人參的重要指徵，臨床中須仔細玩味，方不會出錯。其「背微惡寒」乃裏熱薰蒸，大量汗出，氣隨津耗，以致氣津兩傷，表氣不固使然。

誠如陳修園在《長沙方歌括》中指出：「陽明白虎辨

非難，難在陽明背惡寒」。因此尚須與太陽之惡寒、少陰背惡寒加以鑑別。

2. 臨證用本方治寒溫實熱恆多於用白虎湯，而又因證制宜，原方也少有通變。凡遇脈過六至者，恆用生懷山藥 1 兩以代方中粳米；若治下痢，或赤、或白、或赤白參半，下重腹痛，周身發熱，服涼藥而熱不休，脈象確有實熱者，恆用生杭芍 8 錢以代方中知母，此即通變白虎加人參湯。

方藥如下：生石膏 2 兩（搗細）、生杭芍 8 錢、生山藥 6 錢、人參 5 錢、甘草 2 錢；若婦人產後患寒溫實熱者，亦以山藥代粳米，又必以玄參 8 錢，以代方中知母，因山藥可補產後之腎虛，玄參主產乳之餘疾。（《醫學衷中參西錄》）

# 五十五、白虎加桂枝湯

## 《金匱要略》

### 【組成】

生石膏 60 克（1 斤），知母 12 克（6 兩），甘草 6 克（2 兩，炙），粳米一匙（2 合），桂枝 9 克（3 兩，去皮）。

### 【用法】

先煎石膏，再入其他藥物同煎 2 次，米熟湯成，分服。

### 【使用標準】

白虎湯使用標準第 1 條加骨節疼煩、時嘔。

### 【按語】

1. 本方臨床多用於風濕熱痺，如《江西醫藥》報導以白虎加桂枝湯為主治療 12 例活動性關節炎，治療期間不用抗風濕性藥物。如熱重則選用黃柏、黃芩、山梔、銀花、連翹、茅根、防己；濕重則選用苡仁、茯苓、六一散、茵陳、蠶沙；陰虛則酌加生地、石斛、麥冬；氣虛則酌加黃耆、黨參；祛風鎮痛用防己、桑枝、威靈仙、乳香、沒藥、延胡索；活血通絡用當歸尾、杭芍、丹皮、木瓜、橘絡、絡石藤等。評定療效結果以自覺症狀消失，運動恢復，體溫血象恢復正常為度。

**治療結果**：12 例均獲得臨床痊癒，一般服藥 2 劑後體溫開始下降，關節疼痛減輕；服 6～10 劑後體溫正常，關節腫痛顯著減輕，其他症狀也逐漸消失；平均治療 11 天，其中有 10 天內參加正常工作的，出院時有 10 例血沉恢復正常，2 例尚較高。（《江西醫藥》，1965 年 7 期）

2. 《金匱要略》本方服用法下載：「溫服，汗出愈」，《千金方》白虎加桂湯方後注云：「煎取 3 升，分溫 3 服，覆令汗，先寒後熱，汗出則癒。」可見服本方後，應令其出汗，則熱可退，邪可解。

# 五十六、竹葉石膏湯

## 《傷寒論》

### 【組成】

竹葉 9 克（2 把），石膏 30 克（1 斤），半夏 9 克（0.5 斤，洗），麥門冬 15 克（1 升，去心），人參 6 克（2 兩）（或北沙參 15 克代），甘草 6 克（2 兩，炙），粳米一匙（0.5 斤）。

### 【用法】

先煎石膏，再入其他藥物同煎 2 次，米熟湯成，分服。

### 【使用標準】

身熱多汗，煩渴喜飲，虛羸少氣，氣逆欲吐，舌紅乾，脈細數。

### 【按語】

本方臨床用途很廣，凡於熱病過程，見有氣陰兩傷，身熱有汗不退，胃失和降等皆可使用。茲就謝海洲的經驗加以錄之，供參考。

1. 流腦後期餘熱未清，熱甚多汗而傷氣陰，津液耗損而見脈數無力，苔薄膩，舌質絳，唇紅，五心煩熱，口渴欲飲，有汗，間泛惡，瘀斑未全消，神疲。

2. 小兒夏季熱，常發熱，日晡時為甚，間或上午出現

高熱，口渴欲飲，食慾不振，大便時溏薄，時夾稀，小便清長而時數，脈來濡數。

3. 火咳，咳嗽氣粗，口渴多飲，脈數有力，舌赤苔微膩，身熱不已，咳嗽兼喘，痰少而稠黏，呼氣烘熱，面赤，小便赤澀，咽喉乾痛。

# 五十七、大承氣湯

《傷寒論》《金匱要略》

【組成】

大黃 12 克（4 兩，酒洗），厚朴 15 克（0.5 斤，炙，去皮），枳實 15 克（5 枚，炙），芒硝 9 克（3合）。

【用法】

先煎枳、朴，次入大黃，後沖芒硝，煎 2 次，分服，如服後通便，即可停服。

【使用標準】

1. 陽明腑實證。大便不通，頻轉矢氣，脘腹痞滿，腹痛拒按，按之硬，甚或潮熱譫語，手足漐然汗出，舌苔黃燥起刺，或焦黑燥烈，脈沉實。

2. 熱結旁流，下利清水，色純青，其氣極臭穢不可近者，臍腹疼痛。

**腹診**：臍腹四周按之堅硬有塊，尤其是左腹，按之纍纍如卵石。口舌乾燥，脈滑實。

3. 裏熱實證之熱厥、痙病或發狂等。

上述 3 條，臨證只具其一，便可用之。

【禁忌證】

1. 本方為瀉下峻劑，應中病即止，不必盡劑，過用易

耗正氣。

2. 表證未解，忌當過早用下，以防引邪入內。

3. 陽明少陽合病而嘔吐者禁下。

4. 病勢在上者禁下。

5. 陽明經證，忌用攻下，誤下則徒傷津液。

6. 胃中虛冷者禁下。

7. 營血虛損或津虧而致腸燥便秘者，不可單純用承氣湯攻下，宜應養血滋陰，潤腸通便。

8. 孕婦忌用攻下。

【醫案】

1. 張某，女，20 歲，未婚，住院號 4119，腹痛伴精神失常 12 天，當地醫治無效，於 1985 年 6 月 8 日門診以腹痛及高血壓待查收入本院。

**其父代訴**：患者於 5 月 27 日勞動後發生左側腹部絞痛，陣發加劇，夜甚，嘔吐不能進食。大便秘結，尿似濃茶。神志模糊，直視，時而哭叫腹痛身疼。既往有痛經史，無癲癇史。上月曾發「麻疹」。

**檢查**：面紅目赤，神昏譫語，舌質紅暗，苔黃少津，脈實有力。T37.5℃，P88 次，R24 次，BP130/100mmHg。眼底正常，頸稍有抵抗，心肺無異常，腹軟無腫塊，腸鳴音存在，肝肋下可觸及，質軟，脾未觸及，全身散佈陳舊性皮疹，色素沉著，神經系統未引出病理反射。

**血常規**：血紅蛋白 12.4g，紅細胞 384 萬，白細胞總數 9400，中性 74％，淋巴 26％。尿微混深黃，蛋白（-），尿卟膽原（+）。腦脊液正常。

**肝功能**：黃疸指數 6U，SGPT 40U，TFT（＋），ZnTT 20U，血清 A/G 為 1.1：1。血澱粉酶 64U。

根據患者腹部絞痛、嘔吐、便秘而無外科體徵，伴神經精神症候群及高血壓，又無中樞性急症，且有輕度肝損害及尿卟膽原陽性，西醫診斷為間歇型急性肝性血卟啉病，中醫辨證屬熱結陽明之腑實證。

治宜開下峻結，方用**大承氣湯**：大黃 12 克（後下）、芒硝 10 克（沖）、枳實 10 克、厚朴 10 克。加水 600ml 煎取 300ml，2 次分服。服完 1 劑，腹中腸鳴，腹痛加劇。當即針刺足三里，但僅能暫時止痛，大便不下，脈弦而實，原方再進 1 劑。2 劑後排出燥屎及稀糞 2 次。患者安靜入睡，早餐進少量稀飯，胃氣得來，腹痛顯減，守方加玄參、生地、麥冬各 10 克，每日 1 劑。治療 5 天後患者神志清楚，血壓正常，關節痛顯減，尿卟膽原轉陰。未用任何西藥治療。住院 10 天，痊癒出院，囑酌情間服牛黃解毒丸調理，1 年有餘，訪未復發。（《中西醫結合雜誌》，1987 年 9 卷 7 期）

2. 谷××，女，50 歲，因急怒後突感頭痛，頭暈，失語，隨即右半身不遂，急診入院。患者有高血壓病史 4 年。查體：煩躁，頻繁嘔吐，失語，右鼻唇溝變淺，伸舌偏右，右側肌力為 0 度，右側病理徵陽性。CSF：壓力 190mmH$_2$O，外觀粉紅色，細胞數 6800，白細胞 6。 確診為高血壓腦出血（左內囊）。經西醫一般搶救無效，次日昏迷，繼而體溫達 39.5℃，經抗感染、退熱處理體溫不退。第 7 天症見：高熱氣急，面赤，神昏，舌尖紅，苔

黃，脈弦、滑、數，發病以來未排大便。辨證係臟腑實熱，用大承氣湯鼻飼（枳實、厚朴、生大黃各 15 克，芒硝 10 克）。次日，患者排羊糞樣乾便 10 餘枚，繼之稀水便 7 次，熱退，神清，用中、西藥對症治療 40 天，遺留運動性失語及右側偏癱出院休養。（《中西醫結合雜誌》，1988 年 5 卷 8 期）

【按語】

1. 本方中的使用標準，其腹診尚需注意，腹部硬滿是臍四周，而不在心下（指胃脘部），假使硬滿在心下，則可能是陷胸證，不然就是大柴胡湯證，斷不可使用大承氣湯。

2. 本方近年來較為多用，茲就婦產科腹部術後大承氣湯保留灌腸的情況做一簡介，供臨床參考。患者 120 例，隨機分為給藥組和對照組各 60 例。給藥組術後用大承氣湯（各 15 克）煎劑保留灌腸，肛門出現排氣時間平均為 25.2 小時，1 例有中度腹脹；對照組平均 47.8 小時，15 例有中度以上腹脹。證實大承氣湯煎劑保留灌腸用於婦產科腹部術後，具有防治術後腸功能紊亂，促進腸功能早期恢復的作用。（《中西醫結合雜誌》，1987 年 10 卷 7 期）

# 五十八、小承氣湯

## 《傷寒論》《金匱要略》

### 【組成】

大黃12克（4兩，酒洗），厚朴9克（2兩，炙，去皮），枳實9克（3枚，大者，炙）。

### 【用法】

水煎2次，分服，如服後通便，勿再服。

### 【使用標準】

1. 脘腹痞滿，便秘，或熱結旁流，潮熱譫語，舌苔黃，脈滑數。

2. 痢疾初起，腹脹且痛，裏急後重。

臨證中只具其一，便可使用。

### 【禁忌證】

本方雖為瀉下輕劑，但畢竟屬攻邪之法，為實證而設，臨床切勿妄用，其禁忌證可參考大承氣湯。

### 【按語】

若腹滿脹痛，大便秘結，脹重於積，苔黃膩，脈沉澀有力者，可用厚朴15克（8兩）、大黃12克（4兩）、枳實15克（5枚）治之，此即厚朴三物湯（《金匱要略》）。

# 五十九、調胃承氣湯

## 《傷寒論》

### 【組成】

大黃 12 克（4 兩，去皮，清酒洗），芒硝 9 克（0.5 升），甘草 6 克（3 兩，炙）。

### 【用法】

先煎大黃、甘草，後入芒硝（烊沖），煎 2 次緩緩分服。

### 【使用標準】

1. 不惡寒，但蒸蒸發熱，大便秘結，放屁熱而臭，脘中煩熱，或有讝語，舌苔黃而乾，脈滑數者。

2. 身熱，通便不暢，腹部按之實，口舌生瘡，牙齒腫痛，脈滑數。

3. 吐、下後，溫溫欲吐，胸中痛，鬱鬱微煩，大便雖溏，腹反滿，脈實者。

上述三條中，臨證只具其一，便可用之。

### 【按語】

有關陽明腑實證的辨證要點，謝海洲總結了如下幾點，錄之以供參考。

①全身症狀：不惡寒，但惡熱，潮熱或微熱，汗出多，或手足濈然汗出，甚則喘冒不能臥。

②神志狀態：譫語，心中懊憹而煩，或煩不解，目中不了了，睛不和，劇則獨語如見鬼狀，循衣摸床，惕而不安，微喘直視。

③局部症狀：腹滿痛，特別是繞臍痛，腹滿不減，減不足言；二便情況：小便數，大便不利或大便硬，或乍難乍易，甚則自利清水，色純清。

④脈象：遲滑或實大，或微弦，有時寸口浮大，按之反澀，尺中亦微而澀。

⑤舌苔：舌黃苔垢乾燥，或舌黑，或起芒刺。

⑥其他：不能食，口燥咽乾等。

# 六十、大陷胸湯

## 《傷寒論》

### 【組成】

大黃 21 克（6 兩，去皮），芒硝 21 克（1 升），甘遂 1～1.5 克（一錢匕）。

### 【用法】

水煎 2 次，分服。得快利，止後服。

### 【使用標準】

胸腹積水。從心下至少腹硬而痛不可近，大便燥結，口乾舌燥，日晡小有潮熱，脈沉有力。

### 【禁忌證】

平素虛弱，或病後不任攻伐者禁用。

### 【醫案】

柯××，男，3 歲，於 1938 年診於重慶。

病發熱氣急，嘔吐頻頻，迷睡昏沉，咬牙面青，角弓反張，手足抽搐，胃脘堅硬如石，病情險惡。其父母驚恐萬狀，手足無措，曾抱孩至醫院請求急診，經化驗檢查，診斷為腦膜炎，必須住院醫治。其父母以所需費用太巨，一時無法籌措，故服中藥。

乃書一**大陷胸湯**：製甘遂 0.9 克、大黃 4.5 克、芒硝 4.5 克（沖），前後連進 3 劑（製甘遂加至 1.5 克、大黃 6

克、芒硝 6 克），服後下糞水及痰涎甚多，抽搐止，呼吸平，病有轉機，繼與甘寒生津之劑而告痊癒。（《傷寒論醫案選編》）

【按語】

大陷胸湯與大承氣湯同為寒下峻劑，都用硝、黃，但病因、病位不同，故兩方在配伍及用法上也有顯著差異。尤在涇說：「大陷胸與大承氣，其用有心下與胃中之分。以愚觀之，仲景所云心下者，正胃之謂，所云胃中者，正大小腸之謂也。胃為都會，水穀並居，清濁未分，邪氣入之，夾痰雜食，相結不解，則成結胸。大小腸者，精華已去，糟粕獨居，邪氣入之，但與穢物結成燥糞而已。大承氣專主腸中燥糞，大陷胸並主心下水食，燥糞在腸，必借推逐之力，故須枳、朴，水食在胃，必兼破飲之長，故用甘遂，且大承氣先煮枳、朴，而後納大黃，大陷胸先煮大黃，而後納諸藥。夫治上者制宜緩，治下者制宜急，而大黃生則行速，熟則行遲，蓋即一物，而其用又不同如此。」這種比較分析，對臨床掌握運用，頗多啟發。

附：結胸外治法

一切寒結、水結、食結、痰結或滿、或痛者，用生薑適量，搗爛如泥去汁，取渣炒熱用紗布包，徐徐揉熨心胸脅下，其滿痛可霍然而癒，取其辛而散之也。如生薑渣冷，再入少許薑汁，再炒再揉熨之，以癒為度。惟熱結用冷薑渣，再入揉之，不可炒熱，當注意。（《傷寒名案選新注》）

# 六十一、大陷胸丸

## 《傷寒論》

### 【組成】

大黃 15 克（0.5 斤），葶藶子 9 克（0.5 升熬），芒硝 9 克（0.5 升），杏仁 9 克（0.5 升，去皮尖，熬黑）。

### 【用法】

四味，搗篩二味，納杏仁、芒硝，合研如脂，和散，取如彈丸一枚，別搗甘遂末一錢匕，白蜜二合，水二升，煮取一升，溫頓服之，一宿乃下，如不下，更服，取下為度，禁如藥法。

### 【使用標準】

胸脅積水，喘息咳逆，肩背牽引疼痛，胸脅痞悶結痛，口黏，鼻流清涕，胸脅以上有撐脹感，甚則有形成鳩胸龜背傾向者。

### 【按語】

大陷胸湯、丸二方的作用同是瀉水，但大陷胸丸所主的症候，多與呼吸器疾患有關聯，其重心多在膈上，其痛滿是胸脅至上迫缺盆。大陷胸湯所主的證候，多與肝脾兩臟有關聯，其重心多在膈下，其痛滿是由胸脅至少腹。以上論述可資參考。

# 六十二、麻子仁丸

## 《傷寒論》

### 【組成】

麻子仁 18 克（2 升），芍藥 12 克（0.5 斤），枳實 9 克（0.5 斤，炙），大黃 18 克（1 斤，去皮），厚朴 18 克（1 尺，炙，去皮），杏仁 9 克（1 升，去皮尖，熬，別作脂）。

### 【用法】

上 6 味為末，煉蜜為丸，如梧桐子大，每服 6 克，每日 3 次，溫開水送服。

### 【使用標準】

大便秘結，小便數，腹微滿，疼痛，舌苔微黃少津，脈澀。

### 【禁忌證】

本方雖為緩下劑，但方中藥味多破洩，故體虛、孕婦及營血匱乏引起的便秘，宜慎用。

# 六十三、大黃附子湯

## 《金匱要略》

【組成】大黃 9 克（3 兩），附子 12 克（3 枚，炮），細辛 4.5（2 兩）。

【用法】水煎 2 次，分服。

【使用標準】

1. 腹痛便秘，肢冷畏寒。

2. 脅下偏痛，發熱。

3. 脈弦緊。

臨證中具備 1、3 或 2、3 均可用。

【禁忌證】本方為溫下劑，適用於陽虛寒實積聚於裏，屬正虛邪實之證。若實熱內結，正盛邪實者忌用。

【醫案】

鐘××，腹痛有年，理中四逆輩皆已服之，間或可止，但痛發不常，或一月數發，或兩月一發，每痛多為飲食寒冷之所誘發，自常以胡椒末用生薑湯沖服，痛得暫解。一日，彼晤余戚家，談其痼疾之異，乞為診之。脈沉而弦緊，舌白潤無苔，按其腹有微痛，痛時牽及腰脅，大便間日一次，少而不暢，小便如常。吾曰：「君病屬陰寒積聚，非溫不能已其寒，非下不能蕩其積，是宜溫下並行，而前服理中輩無功者，僅去寒而不逐積耳。依吾法兩

劑可癒。」彼曰：「吾固知先生善治異疾，倘得癒，感且不忘。」即書予大黃附子湯：大黃4錢、烏附3錢、細辛錢半，並曰「此為《金匱》成方，屢用有效，不可為外言所惑也。」後半年相晤，據云：果二劑而瘥。噫！經方之可貴如是。（《治驗回憶錄》）

## 【按語】

1. 腹痛便秘是大黃附子湯的主要適應證。因此本證預後的良惡，當視其服藥後大便是否通利為轉移。正如《金匱要略釋義》指出：「本條證候的預後，關鍵在於投溫下劑後，大便是否通利為定。因為寒實內結，陽氣已傷，是邪實正虛的局面，與承氣湯證的純為邪實者不同。服溫下劑後大便通利，可轉危為安；如藥後大便不通，反增嘔吐、肢冷、脈搏轉細，是病勢已趨惡化。」

2. 本方臨床用之較廣，故加以摘錄，以供參考。

**乳蛾咽喉腫痛**：一般治療此病（相當於現代急性扁桃體炎）多用清涼解毒，范文虎認為本病不盡屬於火，乃創本方：生大黃3錢、淡附子1錢、細辛3分、元明粉3錢、薑半夏3錢、生甘草1錢。命名曰「家方」。凡乳蛾之舌苔白，質微紅，及有其他寒包火徵象者，用之常一服熱解而腫痛癒（《近代中醫流派經驗選集》）。筆者運用本方時，恆加丹參、桂枝二味，名曰「家方加味方」，往往較之上方，更能迅收特效。

**副睪丸炎**：岳美中經驗，睪丸腫痛，或牽引少腹奇痛，中醫治之藥率用川楝子、小茴香、青木香、橘核、山楂、元胡等，輕症疝氣相當有效，甚則用附子，其效亦卓

著。然以余之經驗，最效之方則為大黃與附子合劑，此種用藥係大寒大熱同時並用，縱有古方未免駭俗，然余實已經數 10 年之臨床經驗，以附子、大黃加入普通治疝氣之藥中迅收特效。

大黃附子丹參聯用鎮痛。呂中氏指出：瘡瘍紅腫疼痛，用此配清熱、解毒、養陰之味如銀花、連翹、花粉、地丁、蒲公英、蚤休、甘草、山甲、皂角刺等。若便秘而發熱者以水漬大黃為宜。胃脘痛，用此配木香、桔梗、枳殼、良薑、香附等為通用方，再隨症加減，但用熟大黃而不用生大黃。復發性口腔潰瘍而疼較重者，用此配生地、細辛、蒲公英、花粉、麥冬；久病者用熟大黃；氣虛伍參、朮、耆，大黃炒炭存性為宜。尿路灼熱澀痛，用此配木通、滑石、生地、竹葉、麥冬、桔梗、銀花。乳房腫痛，用此配柴胡、夏枯草、橘葉、枳殼、香附、王不留行等。

帶狀皰疹，用此配板藍根、蒲公英、大青葉、龍膽草、花粉、生地等。

但用本方時，尚須注意大黃與附子多取等量；對痛勢急且兼熱、紅腫、便燥、溲赤、目赤、口舌生瘡、體壯等，多用生大黃，或以水漬液兌他藥煎汁為宜；對痛而緩，病久，瘀血阻絡，濕熱，便不燥結，病兼寒邪，體質較弱，病位在臟而不在腑，則以熟大黃或大黃炭為宜。（《中醫雜誌》，1987 年 5 期）

《漢方辨證治療學》載此方治療膽結石、腎結石、游走腎、坐骨神經痛等疾患所致之腰痛，適應於腰、足冷而抽筋樣痛，大便秘，腹部不充實，緊張，有舌苔等。

# 六十四、三物備急丸

## 《金匱要略》

【組成】大黃、乾薑、巴豆（去皮心，熬，外研如脂）各等份（各1兩）。

【用法】上藥先搗大黃、乾薑為末，研巴豆於內，和極勻，煉蜜為丸如梧子大（或作散用），密器中貯藏，勿冷洩氣，每服1.5～2.4克溫開水送下。服後如不瀉，可根據患者體質病情，酌加用量，口噤不開者，撬開灌之，或用鼻飼法。

【使用標準】卒然心腹脹痛，痛如錐刺，二便不通，口噤暴厥，面青氣急，苔白，脈沉緊。

【禁忌證】

1. 本方為攻逐峻劑，方中巴豆辛熱有毒，作用猛烈，對於消化道的刺激極強，故非體質強壯、寒實積聚者不可妄用。

2. 孕婦、年老體衰者禁用。

【按語】

1. 如服後瀉下不止，可食冷粥以止之。

2. 本方近代多用於治療急性腸梗阻、食物中毒以及痰食積滯等屬於裏實寒證而病勢危急者。但因本方作用峻烈，所以必須辨證正確，方能庶幾無誤。

# 六十五、梔子柏皮湯

## 《傷寒論》

### 【組成】

肥梔子 12 克（15 個，擘），甘草 3 克（1 兩，炙），黃柏 6 克（2 兩）。

### 【用法】

水煎 2 次，分服。

### 【使用標準】

1. 身目發黃，發熱，心煩懊憹，口渴，小便不利，舌紅苔黃，脈數。

2. 身熱心煩，吐血，目赤痛者。

臨證中，具備上述的任何一條即可使用。

### 【禁忌證】

寒濕內鬱的「陰黃」禁用。

### 【按語】

梔子柏皮湯功在清熱利濕，適用於熱重於濕而裏未成實的陽黃，臨床大多配合茵陳五苓散之類，以增其清熱利濕之效。

# 六十六、茵陳蒿湯

《傷寒論》《金匱要略》

### 【組成】

茵陳 18 克（6 兩），梔子 9 克（14 枚，擘），大黃 8 克（2 兩，去皮）。

### 【用法】

將茵陳分為兩份，先煎梔子、大黃，後入茵陳（一份），開一沸即離火備用，再煎時悉遵前法，分服。

### 【使用標準】

一身俱黃，鮮明如橘皮色，腹微滿，小便不利，苔黃膩，脈沉實。

### 【醫案】

朱××，女，35 歲。罹患膽囊炎、膽結石有年。3 天前幸遇走方郎中，投藥 3 劑（具體藥物不詳），遂致大便瀉下多次，膽囊區絞痛難忍，且向右肩背放射，故來我院求治。查體：表情痛苦，鞏膜黃染，心、肺（-），膽囊區壓痛，有輕度的腹肌緊張，墨菲氏徵（+），波阿斯徵（+），診斷為慢性膽囊炎、膽結石急性發作。舌質紅、苔黃，脈：右手沉弦，左手沉細弦。觀其病變之發展，猜其所服之藥可能是清熱利膽排石之劑，其臨床表現似為排石之佳兆，宜應再進清熱利膽排石之劑，使結石嵌頓得

除，則諸症可望向癒。但左手脈沉細弦，似有陰虛肝鬱之虞，故宗茵陳蒿湯合一貫煎標本兼治，處方如下：

茵陳 15 克、梔子 12 克、大黃 9 克、枸杞子 12 克、川楝子 9 克、麥冬 12 克、生地 12 克、沙參 12 克、當歸 12 克。

服 1 劑痛減，3 劑諸症消失，鞏膜黃染也漸至消退。

## 【按語】

1. 陽黃重症可用茵陳梔子金花湯（即茵陳蒿湯加黃連、黃柏、黃芩）合五味消毒飲加蚤休，有較好的療效。（《經方應用》）

2. 臨證中若腹脹滿而大便實者，可重用大黃，此即吳又可的「胃實為本，是以大黃為專攻……設去大黃而服山梔、茵陳，是忘本治標，鮮有效矣。」可謂頗有見地。也可用陶節庵的茵陳將軍湯（即本方加枳、朴、芩、甘四味）。趙燦鑫氏的《從 500 例急性黃疸型肝炎的治療看茵陳大黃的劑量與煎法》（《湖北中醫雜誌》）指出：治療病毒性肝炎時大黃用量大者（30 克）療效好，茵陳後下者療效好，從臨床症狀的消失與肝功能的恢復時間來看，實驗組與對照組有顯著差異。可作為上述的註腳。

3. 《傷寒論》中治療濕熱黃疸有 3 個主要方劑，即麻黃連軺赤小豆湯、梔子柏皮湯和茵陳蒿湯。其鑑別使用誠如《醫宗金鑑》所說：「傷寒身黃發熱者，設有無汗之表，宜用麻黃連翹赤小豆湯汗之可也。若有成實之裏，宜用茵陳蒿湯下之亦可也。今外無可汗之表證，內無可下之裏證，故惟宜梔子柏皮湯清之也。」

# 六十七、小柴胡湯

《傷寒論》《金匱要略》

## 【組成】

柴胡 12 克（0.5 斤），黃芩 9 克（3 兩），人參 6 克（3 兩，或黨參 18 克代），半夏 12 克（0.5 升，洗），甘草 9 克（3 兩，炙），生薑 9 克（3 兩，切），大棗 12 枚（12 枚，擘）。

## 【用法】

水煎 2 次，分服。若胸中煩而不嘔者，去半夏、人參加瓜蔞實 9 克（1 枚）；若渴，去半夏，加花粉 12 克（4 兩），人參改北沙參，劑量增至 12 克；若腹中痛，去黃芩，加芍藥 9 克（3 兩）；若脅下痞硬，去大棗，加牡蠣 12 克（4 兩）；若心悸、小便不利，去黃芩，加茯苓 12 克（4 兩）；若不渴，外有微熱，去人參，加桂枝 9 克（3 兩）；若咳，去人參、大棗、生薑，加五味子 3 克（0.5 升）、乾薑 6 克（2 兩）。

## 【使用標準】

1. 口苦咽乾，目眩。

2. 胸脅苦滿或脅下痞硬。

3. 往來寒熱。

4. 嘿嘿不欲飲食，心煩喜嘔或不嘔。

5. 嘔而發熱。

上述 5 條中，若具備前 4 條可用之；若具備 1、2、4 或 1、3、4 或單純具備 2 或 3 或 5 也可用之。

**【醫案】**

1. 喬××，男，20 歲，工人，因眩暈 3 天而來就診。自述頭暈甚，曾幾次暈倒在廁所裏，其父母甚為擔憂，懇請治之。

**現症**：口苦咽乾，目眩，心煩喜嘔，嘿嘿不欲飲食，胸脅苦滿，往來寒熱，舌質紅，苔薄黃，脈數。四診合參，此乃病在少陽，法以和解少陽，投小柴胡湯 3 劑，諸症若失，現 2 年未發。

2. 唐××，男，49 歲，因心悸 10 天餘而來就診。

**臨床所見**：口苦咽乾，目眩，胸脅苦滿，心煩喜嘔，嘿嘿不欲飲食。

**心電圖提示**：頻發性房室早搏。疏小柴胡湯 3 劑，諸症消失，心電圖複查正常。後又因驚嚇，上症復現，又宗小柴胡湯加當歸、苦參，病告痊癒。3 年未發。

3. 黃××，男，20 歲，鼻塞不通半月餘。

**檢查所見**：左鼻甲中度肥大，充血。

**症見**：口苦咽乾，目眩，心煩，臥起不安，噁心欲吐，胸脅苦滿，嘿嘿不欲飲食，往來寒熱，大便如常，舌質紅、苔薄黃，脈弦數。

**辨證**：少陽不和，故用小柴胡湯以治其本，合蒼耳子散及涼血活血之品以治其標，又因心煩懊憹，臥起不安，再合梔子豉湯。處方如下：

柴胡 15 克、清半夏 12 克、黨參 15 克、甘草 6 克、黃芩 9 克、生薑 9 克、大棗 12 枚、蒼耳子 9 克、薄荷 9 克（後下）、辛夷 9 克、白芷 9 克、赤芍 19 克、丹皮 15 克、梔子 9 克、淡豆豉 6 克。

**二診**：自述服藥 3 劑後，鼻塞已通，諸症銳減，可見藥已中病，故效不更方，再進 3 劑，病情霍然而癒。

4. 焦××，男，19 歲，「滑精」10 天。追問病史，否認有思欲不遂而致精關不固等病因。自覺口苦咽乾，目眩，胸脅脘腹脹滿，嘿嘿不欲飲食，煩躁易怒，疲乏無力，大便溏瀉，觀其舌胖大，有齒痕，切其脈弦。

**辨證**：肝鬱脾虛。疏柴平湯，處方如下：

柴胡 15 克、半夏 12 克、黨參 15 克、甘草 9 克、黃芩 9 克、生薑 9 克、大棗 12 枚、蒼朮 9 克、厚朴 9 克、陳皮 6 克。

**二診**：自述服藥 3 劑後，滑精現象已無，餘下諸症也大為減輕，但腹脹較甚，在上方之基礎上再合枳朮丸：枳實 12 克、白朮 24 克。又進 3 劑，病告痊癒。

5. 柏××，男，19 歲。自述口苦咽乾，咽痛，頭暈，頭痛甚，鼻衄，咳吐黃痰，咳時引動胸背，發熱寒戰，口乾欲飲。觀其舌質紅、苔薄黃，切其脈弦數。

**辨證**：此病在少陽，又有陷胸之慮，宗小柴胡湯合小陷胸湯加味，方藥如下：

柴胡 15 克、半夏 12 克、黨參 15 克、甘草 6 克、黃芩 9 克、生薑 9 克、大棗 12 枚、瓜蔞 15 克、薤白 15 克、梔子 9 克、淡豆豉 6 克、大黃 6 克、黃連 6 克。

服藥3劑，諸症皆無。

6. 荊××，女，35歲，體態豐腴，面色紅潤。患病經年，自覺頗奇，每逢經期將至，即表現為晝日明瞭，暮則譫語，伴午後低熱，心悸不安。曾多方就醫無效。

**腹診：**左下腹有壓痛和抵抗感。

**辨證：**為熱入血室夾有血瘀，宗小柴胡湯合桂枝茯苓丸3劑，並勸其下月經期將至時再服該藥，先後治療3月，共服藥9劑，病告痊癒。

## 【按語】

1. 小柴胡湯又名三禁湯（即禁汗、吐、下），是治療少陽病的主方，臨床中因其施用廣泛而備受後世醫家推崇，其在方後又附有若干加減法，如：「胸中煩而不嘔者，去半夏、人參，加瓜蔞實1枚。若渴，去半夏，加人參合前成四兩半，瓜蔞根四兩……」又為後人辨證施治、隨證加減開了先河，但僅靠這些臨證中又很難窮病之源，盡病之變。余在小柴胡湯原方加減的基礎上，又做了若干加減，對於某些疑難之症，也能起到立竿見影之效，故奉獻給醫林同道，以供參考。

加減如下：

①若心煩甚而大便不乾者合梔子豉湯，少氣者加甘草，嘔者加薑汁；

②肢節煩疼，微嘔，或胸脅苦滿，腹直肌拘攣者加桂枝、白芍，即柴胡桂枝湯；

③若便溏、腹脹、疲乏者合平胃散，即柴平湯；

④若肝鬱脾虛，血虛者，棄小柴胡而改為逍遙散，甚

者加生地或熟地，即黑逍遙散，若肝鬱化火生熱者加丹皮、梔子即丹梔逍遙散；

⑤若大便乾或有便秘傾向者，去黨參、甘草，加大黃、枳實、白芍即大柴胡湯；

⑥若大便燥結者，減小柴胡湯原方之劑量加芒硝，即柴胡加芒硝湯；

⑦若心悸、胸滿、煩驚或臍上有動悸，去甘草加龍骨、牡蠣、乾薑、桂枝、大黃、茯苓即柴胡加龍骨牡蠣湯（棄鉛丹不用）；

⑧若有氣從少腹上衝胸咽，發作欲死復還止者，合桂枝加桂湯；

⑨若左腹直肌緊張或有抵抗感者，合桂枝茯苓丸；

⑩若咳嗽胸痛，咳吐黃痰者加小陷胸湯及薤白等；

⑪若口渴，小便不利而非津虧者合五苓散。

2.《傷寒論》103 條云：「傷寒中風，有柴胡證，但見一證便是，不必悉具……」關於「但見一證便是，不必悉具」之說，後世爭論頗多。如《經方應用》認為：「往來寒熱、胸脅苦滿、嘿嘿不欲飲食、心煩喜嘔」為小柴胡湯應用的主要指徵，以上 4 個症狀，只要見到 1～2 個症，便可以本方加減施治。

對此觀點筆者不敢苟同，筆者認為但見一證的證應為「往來寒熱，胸脅苦滿或脅下痞硬及嘔而發熱」，根據何在呢？《傷寒論》中有關小柴胡湯的條文有 17 條之多，其中「往來寒熱」所涉及的條文約有 8 條之巨（包括「傷寒瘥以後更發熱」等），而且《蘇沈良方》用此治療往來

寒熱、潮熱、身熱、傷寒瘥以後更發熱等症，指出柴胡湯
的解熱作用為諸證之先，驗之臨床，證明此說不可忽視
（《傷寒挈要》）。可見「往來寒熱」作為「但見一證」
中的一證似無疑義。關於「胸脅苦滿或脅下痞硬」其所涉
及的條文也有 8 條之多。其中 101 條、233 條、232 條以
及 37 條可作為力證。

　　為了以便觀覽，我們可以對 101 條做一剖析。其條文
云：「傷寒四五日，身熱，惡風，頸項強，脅下滿，手足
溫而渴者，小柴胡湯主之。」從原文中可以看出，身熱，
惡風，頸項強，是太陽病表不解；手足溫而渴者是陽明有
熱；脅下滿是少陽經脈不利。今三陽證皆見，治汗之不
可，下之不能，故以小柴胡湯助少陽之樞機，以斡旋表裏
之氣，則邪可解而正方復。由此看來，「胸脅苦滿或脅下
痞硬」作為「但見一證」中的一證是斷無疑義了。至於
「嘔而發熱」雖然只有 2 條，但 378 條的「嘔而發熱者，
小柴胡湯主之。」乃有明文可稽，不必深說。「嘿嘿不欲
飲食、心煩喜嘔」其所涉及的條文也各為 2 條，但根據筆
者的經驗來說，單純靠此其中的一條來用小柴胡湯，尚未
見過，而且有關這方面的報導也鮮有所見，故不宜作為其
中的一證，不知同道以為何。（註：其條文的號碼見成都
中醫學院主編的《傷寒論講義》，1964 年版）

　　3. 小柴胡湯的煎法如方後注云「去滓，再煎」，其目
的有二，一是使藥性和合，不偏不烈，二是重煎濃縮加強
藥力，此為和解劑的一個特殊煎藥方法，不僅小柴胡湯用
此法，論中猶有如半夏瀉心湯、旋覆代赭湯等。且凡有和

解作用的方藥，均按此法煎煮（《傷寒挈要》）。

　　但筆者認為「去滓，再煎」大有商榷的必要。如《傷寒論方醫案選編》用小柴胡湯加減治療 14 種疾病；《經方應用》中小柴胡湯附有 9 個醫案；《傷寒名案選新注》的 3 個醫案，均未提及「去滓，再煎」。筆者工作有年，用小柴胡湯治癒多人，其煎法也不是「去滓，再煎」，而採用常法，且獲效較著，可見去滓再煎似無必要，至於其藥理學對煎後藥效成分的影響，尚未見報導，因此不必膠柱鼓瑟，而應放心地使用。

　　4. 本方臨床運用甚廣，仲景的「傷寒、中風，有柴胡證，但見一證便是，不必悉具」之說，對本方的廣泛運用有很大啟發，如前庭神經元炎，亦稱流行性眩暈，證屬外感，張氏據此用本方化裁（柴胡、黨參、桑葉、菊花、鉤藤各 10 克，殭蠶、黃芩各 9 克，半夏、川芎各 6 克，甘草 3 克）而宗小柴湯加減方（方名自擬）治療本病 23 例，均癒（《浙江中醫雜誌》，1981 年 11 期）。

　　劉氏抓住休作有時這一特徵，以本方治療週期性精神病、經前期緊張症等獲癒（《中醫藥學報》，1984 年 6 期）。曹氏據更年期綜合徵均有不同程度的陣發性烘熱、面部潮紅、汗出等，用本方合甘麥大棗湯治療 21 例，均有不同程度的減輕或消失（《上海中醫藥雜誌》，1984 年 3 期）。

　　本方還可用於治療奇病、怪病，如劉熹的《小柴胡湯治療奇病四則》（《吉林中醫藥》，1988 年 1 期）載：男，19 歲。近半月來每於子、午、卯、酉四辰胃脘疼

痛,每次 10 分鐘,不治自止,證屬陰陽不相順接,而宗時辰辨證,投本方(柴胡 10 克,半夏洗 18 克,黃芩、人參、甘草、生薑各 4 克,大棗 12 枚)3 劑而癒。

5. 少陽病居於半表半裏之中,所以它要求在臨證中必須禁汗、吐、下三法,若不加注意而妄用之,不僅不能治癒其病,反而會引邪入裏變生他病。如余在工作期間所見,內科住院部同時收住兩個病人,均為泌尿系感染,其臨床表現均為少陽證和膀胱刺激症狀,余宗小柴胡湯為基本方,又取八正散中數藥,服之 3 劑,病情銳減,尿化驗各項指標已趨正常。而另外一個病人,醫生因為是泌尿系感染,而採用驗方「腎炎合劑」,病情未見減輕,反而加重,體溫由 37.5℃上升到 39℃,又增噁心嘔吐。余舉此例實無褒貶之意,意在引起醫林同道的注意,臨證中才不會重蹈覆轍,貽誤病人。

**註:**前庭神經元炎乃前庭神經細胞非特異性症引起的眩暈症。其確實病因未明,可能為病毒感染所致。本病可呈散發或小範圍內流行,少數病例起病前有上呼吸道症狀,起病較急,常於 1～3 日達高潮,以後逐漸好轉,病程可達 2～3 週,以中青年患者為多。

典型症狀為突起眩暈,劇烈的外物旋轉感,可因頭位變化而加劇,伴發噁心、嘔吐、面色蒼白等。不伴耳鳴或聽力減退,耳蝸功能測定正常。一或雙側前庭功能減退,少數病例頭暈及失平衡感可達數月之久,但轉歸良好。

# 六十八、柴胡桂枝湯

## 《傷寒論》

### 【組成】

桂枝 4.5 克（1 兩，去皮），黃芩 4.5 克（1.5 兩），黨參 4.5 克（1.5 兩），甘草 3 克（1 兩，炙），半夏 6 克（2.5 合，洗），芍藥 4.5 克（1.5 兩），大棗 3 枚（6 枚，擘），生薑 4.5（1.5 兩），柴胡 6 克（4 兩）。

### 【用法】

水煎 2 次，分服。

### 【使用標準】

1. 小柴胡湯的使用標準加肢節煩疼、微嘔、汗多。

2. 癲癇而見胸脅苦滿，腹直肌拘攣者。

上述兩條中只需具備其中一條即可。

### 【按語】

1. 近年來關於本方治療癲癇的報導很多，如日本人相見三郎介紹用柴胡桂枝湯治療癲癇 433 例，其中治癒 125 例，加上發作明顯減少者，合計有效 194 例，另 239 例由於各種原因中途停藥。在腦電圖改善方面，433 例有 181 例接受過腦電圖檢查，其中 123 例作了與臨床症狀對比觀察，當發作停止後，腦電圖的癲癇波完全消失者占 46%，仍殘存者占 38%。

作者認為一般抗癲癇藥是作用於神經系統的，而柴胡桂枝湯是基於「證」的觀點可以使體質失調和機能不調得以調整，因此二者有根本的不同，後者屬於治本的（《廣西中醫藥》，1978 年 3 期）。

但本方並非是治療癲癇的專方，如王氏認為本方治腹證癲癇有效，對其他類型癲癇效果不理想，可見具備胸脅苦滿和腹直肌拘攣等腹證是本方應用的重要指徵。（《浙江中醫雜誌》，1986 年 3 期）

2. 《科技簡報》（醫藥衛生部分）1975 年第 1 期介紹：用加減柴胡桂枝湯（方名自擬）治療急腹症（急性膽囊炎、闌尾炎、胰腺炎、腸梗阻等）無絕對手術指徵者，奏效頗捷。

**組方**：柴胡 12 克、黃芩 4.5 克、桂枝 4.5 克、白芍 9 克、炙甘草 3 克、太子參 9 克、法半夏 9 克、生薑 4.5 克、紅棗 6 個。

**加減法**：大多以上方加廣木香 4.5 克、枳殼 6 克、金鈴子 9 克、延胡索 6 克為基礎方，如係膽囊炎另加黃柏 6 克、蔞實 12 克；合併膽結石加金錢草 30 克、鬱金 9 克；如胰腺炎劇痛加敗醬草 16 克；腸梗阻加萊菔子 30～60 克、川朴 6～12 克、檳榔 9 克。

# 六十九、柴胡加龍骨牡蠣湯

## 《傷寒論》

### 【組成】

柴胡 9 克（4 兩），黃芩 6 克（1.5 兩），龍骨 15 克（1.5 兩），生薑 6 克（1.5 兩，切），鉛丹（1.5 兩，用生鐵落 30 克代），人參 4.5 克（1.5 兩，或黨參 9 克代），桂枝 6 克（1.5 兩，去皮），茯苓 9 克（1.5 兩），半夏 6 克（2.5 合，洗），大黃 6 克（2 兩），牡蠣 15 克（1.5 兩，熬），大棗 3 枚（3 枚，擘）。

### 【用法】

水煎 2 次，分服。

### 【使用標準】

1. 體質壯實。

2. 腹診：胸脅苦滿，心下有抵抗感、脹滿感，臍上有動悸。

3. 頭暈、心悸、失眠、煩躁易怒。

臨床中具備以上三條者方可使用。

### 【醫案】

1. 陳姓，男，50 歲。心悸、胸滿、煩驚 1 月。自述患「甲亢」，經服西藥（具體藥物不詳）病情緩解。現症：口苦咽乾，目眩，心煩喜嘔，嘿嘿不欲飲食，胸脅苦

滿，心悸失眠，煩躁易怒。腹診：心下有抵抗及脹滿感，臍上有動悸。宗柴胡加龍骨牡蠣湯（棄鉛丹不用）3 劑。服藥諸症減輕，食慾漸增，經調理而癒。

2. 鄧××，女，22 歲。患「精神分裂症」而不能入睡，曾服冬眠靈 5 片，也僅能睡 3 小時左右，邀請中醫治療。觀其形體壯實，症見頭暈，心悸，失眠，煩躁易怒，甚者打人毀物。腹診：胸脅苦滿，心下有抵抗和脹滿感，臍上有動悸。疏柴胡加龍骨牡蠣湯（棄鉛丹不用）3 劑，1 劑則睡覺安穩，3 劑則病證若失。

【按語】

1. 陳氏經驗（《浙江中醫雜誌》，1964 年 7 期），本方主要適用於陽虛飲結及肝膽失調而出現的悸（包括心悸亢進，或心下、臍下及胸腹悸動）、驚（包括易驚、恐懼、精神不安）、癲（包括狂躁、神志異常）、癇。加減方法：①肝火亢盛：加夏枯草、龍膽草等，以清肝經鬱熱，或加白芍、龜板等柔肝緩急。大黃可易當歸龍薈丸以瀉肝火。②陽明實熱，或癲狂劇作：重用生大黃，或去人參，火勢已挫，則大黃少用或不用。③頑痰蓄結：選加鬱金、明礬、白芥子、全蠍之屬以搜痰，或重用生鐵落以墜痰鎮驚。④心悸不寧：選加硃砂、夜交藤、棗仁之屬以安神志。⑤沒有柴胡證跡象者，去柴胡部分不用。如不屬痰飲內結，則應另行考慮其他方劑。但此類痰結往往無明顯跡象可尋，可試用本方 2～3 劑，若服後無任何效果，則應轉用其他方法。⑥驚悸大定：即應去大黃、鉛丹不用，或繼以甘麥大棗湯加棗仁、遠志、龍齒之屬，以柔養肝

經，安定心神。

2. 柴胡桂麥龍牡湯係周氏所創（《中西結合雜誌》，1988 年 8 期），用於治療冠心病心絞痛、心律失常等，簡介之以供參考。

**組成**：柴胡 15 克、黃芩 12 克、半夏 10 克、黨參 20 克、炙甘草 10 克、生薑 10 克、大棗 10 枚、桂枝 10、浮小麥 30 克、生龍骨 30 克、生牡蠣 30 克

本方寓有小柴胡湯、柴胡加龍骨牡蠣湯、柴胡桂枝湯、甘麥大棗湯之方意，為涼溫並用、和解鎮靜之方，具有變理陰陽、和解鎮驚、扶正祛邪之功效。

臨床凡遇有陰陽失調、肝鬱氣結、心神受擾、樞機不轉、營衛失和等引起的寒熱往來、胸脅苦滿、心煩口苦、咽乾目眩、頭痛納呆、胸悶不舒、驚悸不安、悲傷抑鬱、夜不得寐、精神恍惚、自汗盜汗、心悸怔忡等症，均可以此方為主加減化裁。

（1）**冠心病心絞痛**：臨床表現多有心前區疼痛，或刺痛（血瘀），或悶痛（氣滯），或熱痛（熱結），時有發作，情志不舒或大怒大恐發作尤速，時有胸悶，口乾口苦，目眩頭暈，脅滿或脹，夜不得寐，自汗盜汗，或尿黃便秘，或時畏冷，或時畏熱，或噯氣呃逆，或心煩易怒等，舌苔白薄或薄黃，舌質紅或暗紅，或舌有瘀斑，脈多弦或弦細。心電圖有冠狀動脈供血不足改變，或心電圖正常但心絞痛明顯，可用此方為治。

加減：血瘀者去半夏、生薑加丹參 30 克，川芎 12 克；氣滯者去浮小麥、大棗，加鬱金、延胡索各 12 克；

熱結者去桂枝、生薑，加黃連 3 克、石菖蒲 10 克；血壓高者去桂枝、生薑、浮小麥，加牛膝、葛根、鉤藤各 20 克，（或地龍 15 克）。若心電圖正常或屬更年期綜合徵表現者，可用此方不作加減為治。

（2）**心律失常**：如患者心動過速，症現心悸，胸悶，失寐，多夢，口苦，納呆，尿黃，便秘，煩躁不安者，此方去桂枝、生薑加炒棗仁、柏子仁各 15 克。

如患者心律不整，有室性或房性早搏者，症現心悸、怔忡、胸悶、失寐，或頭暈耳鳴，或倦怠乏力，或納呆噁心，或胸脅苦悶，舌苔膩或黃薄，質暗或淡紅或紅，脈細弦有間歇者，皆可用此方。

加減：房性早搏者加龍眼肉 15 克；室性早搏者加苦參 20 克；血瘀明顯者加丹參 30 克、雞血藤 15 克；氣滯明顯者加延胡、鬱金各 12 克；痰阻者加瓜蔞 20 克、膽星 6 克；濕濁甚者加蔻仁 12 克、茯苓 20 克；熱結者加石菖蒲 10 克、草決明 15 克；凡有心律不整，此方中當加琥珀粉 3 克沖服；女性更年期症狀表現明顯者，此方去桂枝加知母 12 克，並配合丹梔逍遙丸同服。

3. 張氏以「煩」為辨證要點，隨證增損治療半身麻木（自主神經功能紊亂）、神經性頭痛、失眠（神經衰弱）、癔病性失明、癔病性截癱等，每獲良效（《河北中醫》，1987 年 1 期）。陳氏以本方加味治療鬱證型神經官能症 50 例，獲效較好（《陝西中醫》，1984 年 12 期）。以上經驗可資臨床參考。

# 七十、大柴胡湯

## 《傷寒論》《金匱要略》

### 【組成】

柴胡 12 克（0.5 斤），黃芩 9 克（3 兩），芍藥 9 克（3 兩），半夏 9 克（0.5 升，洗），生薑 6 克（5 兩，切），枳實 12 克（4 枚，炙），大黃 9 克（2 兩），大棗 12 枚（12 枚，擘）。

### 【用法】

水煎 2 次，分服。

### 【使用標準】

小柴胡湯證兼見便秘或有便秘傾向者。

### 【醫案】

1. 徐××，男，45 歲，工人，膽囊區疼痛 2 年餘，加重 1 月。自述 2 年前經常感胃痛，按胃病治療無效，後經超音波檢查見膽囊內有黃豆粒大小的結石數塊，診斷為膽結石，經服消炎利膽片和中藥湯劑內服，病情緩解。近一月來，膽囊區脹痛日趨加重，伴口苦、咽乾、目眩，胸脅苦滿，大便秘結，心煩喜嘔。

**查體**：鞏膜黃染，膽囊區壓痛，墨菲氏徵（＋），右上腹輕度的腹肌緊張，波阿斯氏徵（＋），心窩部飽滿痞硬，舌質紅、苔薄黃，脈弦有力。

**辨證**：少陽陽明合病，投大柴胡湯加味。

柴胡 15 克、大黃 9 克、附子 9 克、丹參 15 克、枳實 24 克、白朮 12 克、雞內金 12 克、黃芩 9 克、半夏 12 克、白芍 12 克、大棗 12 枚、茵陳蒿 15 克、梔子 9 克、生薑 9 克、鬱金 15 克、海金沙 15 克、金錢草 30 克。

**二診**：服藥 2 劑，疼痛停止，其餘諸症也大減，後又進 10 餘劑，諸症消失。

2. 關××，女，48 歲，體壯，面色紅潤，因頭痛頭暈 5 年，加重 10 天而前來就診。自述 5 年前感頭痛頭暈，自恃體壯而不以為病，後病情加重，到醫院檢查，診為原發性高血壓，處以複方降壓靈等，病情緩解，但時有反覆，每因情緒不好或勞累而發。近 10 天來，上症復現，查血壓 180／120mmHg，服降壓藥無效，後改利血平、硫酸鎂肌注也無效。邀中醫診治。

**刻症**：頭痛頭暈，口苦，心煩甚，寐差，大便乾燥，4 日一行。腹診：胸脅苦滿，心窩下部硬而緊張。舌紅苔黃，脈弦有力。疏本方 3 劑。服藥半劑，感腹痛難忍，先後瀉下 4 次。後安然入睡，3 劑則諸症消失，血壓也恢復如常。

【按語】

膽囊炎、膽結石多屬於中醫學的「脅痛」「胃脘痛」之範疇，臨床上大多分為肝氣鬱結型、濕熱蘊結型、膽熱瘀結型等，治療無非是柴胡疏肝散、茵陳蒿湯、六號排石湯等。

據筆者所見，並非完全如此，透過幾年來的臨床實

踐，摸索出以大小柴胡湯、加味逍遙散等方治療此病，對於緩解臨床症狀，解除結石嵌頓者多有顯效（對於經超音波確診而無臨床所苦者用此方無效或效差），故不揣簡陋加以整理，公諸同道。

臨床分型及隨症加減：

### 1. 少陽陽明合病型

方宗大柴胡湯，加減如下：若結石嵌頓者加附子 9 克、丹參 15 克，再合以枳朮湯（枳實 24 克、白朮 12 克）；若有鞏膜黃染者加茵陳 15 克（後下）、梔子 9 克、澤瀉 15 克；若伴高熱、咽乾甚者加生石膏 30 克、甘草 6 克；若無便秘或便乾者易大柴胡為小柴胡湯；若膽囊內有結石或泥沙樣結石加雞內金 12 克、鬱金 15 克、海金沙 15 克、金錢草 30～60 克。

### 2. 肝鬱脾虛血虛型

方宗加味逍遙散，方藥如下：當歸、茯苓、白芍、白朮、柴胡各 15 克，甘草 6 克，乾生薑各 6 克，薄荷 6 克（後下），丹皮、梔子各 6 克。

臨床加減：若右脅脹痛或後背脹、納差伴舌胖大有齒痕者，合枳朮丸及健脾化痰丸（枳實 12 克、白朮 24 克、雞內金 24 克）；若陰虛肝鬱者，易加味逍遙散為一貫煎；若有結石或泥沙樣結石者仍加雞內金（須與白朮等量）15 克、鬱金 15 克、海金沙 15 克、金錢草 30～60 克。

# 七十一、柴胡桂枝乾薑湯

《傷寒論》《金匱要略》

## 【組成】

柴胡 18 克（0.5 斤），桂枝 9 克（3 兩，去皮），乾薑 6 克（2 兩），花粉 12 克（4 兩），黃芩 9 克（3 兩），牡蠣 6 克（3 兩，熬），甘草 6 克（2 兩，炙）。

## 【用法】

水煎 2 次，分服。初服微煩，復服，汗出便癒。

## 【使用標準】

1. 口苦或口黏，往來寒熱或寒多微有熱，胸脅滿微結，心煩不嘔。

2. 口渴而小便不利。

3. 頭汗出，特別是前額和髮際部位汗多。

4. 大便溏瀉，午後腹脹。

5. 腹診：必有臍上悸，或可見臍下悸，虛裏穴易動。

臨證中若具備 1、2、3、5 或 1、2、4、5 均可用之。

## 【醫案】

王××，女，39 歲，幹部，1975 年 3 月 21 日初診。自述乳房脹悶不適已半年餘。近一月來發現乳房有腫塊，經前乳房脹痛加劇，腫塊明顯脹大，經後乳房脹痛減輕，腫塊明顯縮小，情緒鬱悶時，脹痛加重，心情舒暢時，則

脹痛暫緩。伴胸脅脹滿，口苦咽乾，經期、二便正常。

**檢查**：六脈弦滑，舌體偏胖，邊紅如鋸齒狀，苔白有津。左乳房處上方有一腫塊如桃核大，觸之質堅韌，略有痛感，推之可移，邊界不清。腫塊近處，有黃豆大數粒小腫塊。右乳房中上方稍偏外側，有一腫塊如大棗狀，觸之有痛感，質略硬。腋下淋巴結不腫大。

**證屬**：肝鬱氣滯，痰濕凝結，而成乳癖。治宜疏肝清熱，溫化痰濕，軟堅散結，方宗柴胡桂枝乾薑湯：柴胡、黃芩各 9 克，桂枝、乾薑各 4.5 克，天花粉 21 克，生牡蠣 15 克，炙甘草 9 克。每日 1 劑，水煎服。

服上方 20 劑後，兩側乳房腫塊全消，自覺症狀消失而痊癒。3 年後隨訪，未見復發。（《傷寒論方醫案選編》第 149 頁）

**【按語】**

1. 本方與柴胡桂枝湯證極近似，不易鑑別，其主要鑑別是：柴胡桂枝湯證上半身易出汗，無口乾或口渴，胸脅苦滿。雙側腹直肌緊張，無臍上悸。而本方是頸以上或髮際易汗出，口乾或口渴，胸脅苦滿極輕，無腹直肌緊張，有臍上悸。（《國外醫學・中醫中藥分冊》，1987 年 3 期）

2. 關於「小便不利，渴而不嘔，但頭汗出」之句，後世醫家見解不同，有持「津虧」者，如《傷寒挈要》；有持「水飲」者，如湖北中醫藥大學主編的《傷寒論選讀》等。

但筆者認為上面所論均有所偏，應為「津虧而有痰

飲」者方為的對。根據何在呢？我們不妨對上述觀點一一分析，便可窺見一斑。

如《傷寒挈要》云：「小便不利，渴而不嘔」為汗下後津液不足，氣化不利所致，若水飲內停，必有嘔吐，今「渴而不嘔」，故是津虧非水結。

筆者認為以嘔與不嘔作為是否是水飲內結，未免太絕對了。五苓散乃為治療水飲內結之主方。

《傷寒論》中有 6 條，《金匱要略》中有 3 條，但其中敘述有嘔吐者僅為 3 條，因此單純以「渴而嘔」作為判斷是否有水飲內結者是不妥的。再如「但頭汗出」其註解為：「但頭汗出」，周身無汗，為津液不足，不能使熱外越。且又加按語說：此證但頭汗出，小便不利與陽明濕熱發黃頗似。所不同者，有往來寒熱，與胸脅滿微結，則知不屬陽明。

筆者認為「但頭汗出」並非津液不足，而是痰飲內停，沖逆所致。日本人東洞曰：「頭汗出者，是沖逆也。」而且此類病人必有臍上悸，或可見臍下悸，虛裏穴易動，且桂枝、甘草又為治療動悸之專藥（見桂枝加桂湯按語），因此單純以「津虧」來解釋，也是不夠貼切的。

如唐宗海云：「已發汗則陽氣外洩，又復下之，則陽氣下陷，水飲內動，逆於胸脅，故胸脅滿微結，小便不利，水結則津不升，故渴，此與五苓散證同一意也。」既然與五苓散證同一意也，仲景為何不用小柴胡湯合五苓散呢？又何必創柴胡桂枝乾薑湯呢？（按：日本人山田氏認為本方是叔和按照小柴胡湯方後加減法所製成，絕非仲景

方。）觀小柴胡湯的方後加減法可知，加花粉乃為口乾渴飲所設，其津虧之象也不言自明。故以「津虧而有痰飲內停」來解釋則最為貼切。

3. 此方與大柴胡湯遙相呼應，一兼治胃實，一兼治脾寒，亦體現少陽為病影響脾胃而有寒熱虛實不同。余在臨床用此方治療慢性肝炎腹脹、泄瀉，帶有太陰病陰寒機轉，投之往往有效。此亦治糖尿病，辨證以口渴能飲，兼有少陽諸症，而為使用依據。（《傷寒挈要》）

# 七十二、理中湯（丸）
## （又名人參湯）

《傷寒論》《金匱要略》

**【組成】**

人參（或黨參 15 克代），乾薑 9 克，甘草 9 克（炙），白朮 9 克（3 兩）。

**【用法】**

上 4 藥研末，煉蜜為丸如雞子黃大（約重 9 克），日服 2～3 次，每次 1 丸，溫開水送服。亦可做湯劑，水煎 2 次，分服。若臍上築者，腎氣動也，去朮加桂 4 兩；吐多者，去朮，加生薑 3 兩；下多者，還用朮；悸者，加茯苓 2 兩；渴欲得水者，加朮，足前成 4.5 兩；腹中痛者，加人參，足前成 4.5 兩；寒者，加乾薑，足前成 4.5 兩；腹滿者，去朮，加附子 1 枚。服湯後，如食頃，飲熱粥一升許，微自溫，勿發揭衣被。

**【使用標準】**

1. 畏寒肢冷、溲清便溏。

2. 舌淡苔白滑，脈沉細或遲緩。

3. 咳血、吐血、衄血、便血。

4. 病後喜唾涎沫。

5. 心下痞塞、胸滿，脅下逆搶心。

臨證中若具備 1～2 條，再兼見其餘任何一條可用

之；若單純具備第 4 條也可用之。

【按語】

臨證中若具備上述使用標準的 1、2、3 條，當辨為陽虛失血，可將乾薑改為炮薑，加黃耆 30 克，當歸 6 克，阿膠 12 克（烊化），其效更好，此即理中補血湯。

《近代中醫流派經驗選集》記載范文虎先生治吐血，不論嘔血、咳血，常習用以下兩方：

一為「附子理中湯」，藥用淡附子 3～6 克、黨參 9 克、炒冬朮 9 克、薑黃 3～9 克、炙甘草 3～9 克。

一為「生熟地方」，藥用大生地 15～30 克、大熟地 30～60 克、參三七 4.5～9 克、丹皮 9 克、荊芥炭 4.5 克。

凡吐血不止，面色蒼白，脈遲而弱者，用附子理中湯溫中止血；如暴吐血，色鮮紅，脈見虛數者，用生熟地方滋陰止血。

# 七十三、麻黃附子細辛湯

《傷寒論》

【組成】

麻黃 4.5 克（2 兩，去節），細辛 3 克（2 兩），附子 9 克（1 枚，炮，去皮，破 8 片）。

【用法】

先煎麻黃去上沫，再入其他藥物同煎 2 次，分服。

【使用標準】

1. **外感**：惡寒重，或發熱，或不發熱，神倦，舌淡或舌胖大，苔薄白，脈沉細或沉遲。

2. **內傷**：有誤服或過服苦寒瀉火藥的病因，症見頭痛、咽痛或牙痛等。若強服之，則症見加重。

【醫案】

1. 張××，女，幹部，自述牙齦腫脹化膿半年餘，西醫診斷為牙周炎，曾服四環素、土黴素等，中藥則是牛黃解毒片、黃連上清丸等。初起病情有所好轉，久服則鮮有療效，牙齦腫脹化膿可謂此起彼伏，痛苦而無以言狀。在天水某醫院口腔科切開排膿，病情減輕，但嗣後又發，故前來吾處求治。刻症：牙齦腫脹不紅，微有發熱，舌淡苔白，脈沉遲。

《傷寒論》云：「少陰病，始得之，反發熱，脈沉

者，麻黃細辛附子湯主之。」可謂病證相符，但慮其是炎症，而用辛溫發散之藥似有不妥，若再用清熱解毒瀉火諸藥，只能重蹈前轍。猶豫之中忽然想起成都中醫學院彭履祥教授《運用辨證施治的點滴體會》一文中記載一個咽炎病人，治療月餘，療效不顯。索觀前方西藥無非是抗感染消炎，中藥則是清熱解毒、滋陰潤燥之類，如玄麥甘橘湯加馬勃、射干、山豆根、板藍根等，或地黃丸加味，但疼痛、梗阻未見好轉，……辨證：係起於風熱，過用苦寒，使真陽受損，火不歸元，虛陽上浮之證，投麻黃附子甘草湯和三因白散等，後經調理而癒。

此病人雖不是咽炎，但病機相同，已故著名老中醫岳美中有言：治急性病，要有膽有識；治慢性病，要有方有守。余遵此斗膽投麻黃細辛附子湯原方 3 劑，病獲痊癒，隨防 2 年未發。

2. 王××，男，45 歲，工人，牙痛半年餘，經中西醫治療，病情反覆，痛甚之時要求拔牙，勸其緩解後再做定奪。患者不堪其苦，半年之中先後拔牙 3 個。此次牙痛復發又來牙科求治，余恰好在此，故邀余代為診治。觀所服之藥，無非抗感染消炎、止痛之品如土黴素、四環素、去痛片等，中藥則為牛黃解毒片、黃連上清丸等。

自述服上藥，開始時尚可緩解，近來服此藥疼痛未見減輕反而加重。舌紅略暗，脈沉而不數。以藥測證，仍是寒涼之藥服之過甚，戕殘腎陽而致虛火上炎，宗麻黃細辛附子湯原方 3 劑，牙痛緩解，後新感咽痛，原方合半夏散及湯，經調理而癒。

## 【按語】

　　清熱解毒瀉火藥對實熱證和血證均有很好的療效，隨著中西醫結合的發展和藥理學研究的深入，人們又從清熱解毒瀉火藥中篩選出抗流感病毒的如大青葉、板藍根、二花、連翹等藥，以及抗皰疹病毒的射干、紫花地丁、赤芍，抗柯薩奇病毒的虎杖、大青葉、射干，抗埃可（ECHO）病毒的魚腥草、野菊花、夏枯草，抗金黃色葡萄球菌的牛蒡子、大黃、馬齒莧、白頭翁等等，為臨床醫生運用清熱解毒瀉火藥提供了客觀的根據。但是帶之而來的是有些醫生不注重辨證施治以及患者的個體差異，重用或亂用清熱解毒瀉火藥以致輕病釀成重疾，給患者造成了不應有的痛苦。

　　筆者曾對本方醫案 22 例進行統計分析，發現因誤治後而不得不用本方挽回者竟有 6 例之多，那麼尚未見之於各種醫刊的案例又有多少則殊難預料。有感於此，臨床中乃悉心診治，先後用本方及半夏散及湯等方治癒多人。透過這一類疾病的治療，筆者認為應注意以下兩點：

　　1. 詳詢病史及用藥史，注重個體差異。詢問病史及用藥史，對於臨床看病和處方用藥均有重要意義，但是對於門診醫生，整天要應付眾多的病人卻非易事，余以為對病程較長，病勢纏綿或虛實錯雜的病人應著重詢問其病史及用藥史，這樣才能尋找出其癥結所在。如本類病人大多有過用或重用清熱解毒瀉火藥等，而這些苦寒之劑每能損傷人體的陽氣而出現陽虛虛火上炎之證的。再者人體因先天稟賦不同，有陽虛陰盛之體，也有陰虛陽盛之軀，因此處

方用藥更應注意，才不會犯虛虛實實之弊。

2. 見微知著，用藥果敢。臨床中要做到這一點是比較難的，它不僅要求醫生要有紮實的基本功、豐富的臨床經驗，而且還要有一定的膽量方能成功。如發熱和脈沉這兩個症狀，臨床經常可見，但要恰到好處地運用本方也非易事。本方在《傷寒論》中用於太少兩感之證，但在本類疾病中用太少兩感來解釋是不適合的，其人並非少陰本虛而感外寒，而是因為長時間服用清熱解毒瀉火藥造成的，其辨證的關鍵在於陽虛而致的虛火上炎，故用本方引火歸元而獲效。

臨床中有些醫生辨證很準，但處方用藥卻是瞻前顧後，自慮吉凶，往往是病重藥輕而坐失良機，使病人無振起之望。如出血性病人，唐容川在《血證論》中提出治血四法，即止血、祛瘀、寧血、補虛，但是在治療過程中血止之後，多不敢用活血祛瘀之藥，而使病人再次出血。所以對急病、重病強調有膽有識是非常重要的。

# 七十四、麻黃附子甘草湯

## 《傷寒論》

### 【組成】

麻黃 4.5 克（2 兩，去節），甘草 4.5 克（2 兩，炙），附子 9 克（1 枚，炮，去皮）。

### 【用法】

先煎麻黃去上沫，再入其他藥物同煎 2 次，分服。

### 【使用標準】

1. **外感**，同麻黃附子細辛湯。

2. **皮水**：身面浮腫，氣短，小便不利，脈浮而濡或沉而小者。

### 【醫案】

陳××，女，25 歲，1979 年 9 月 13 日初診。

全身浮腫 4 月餘，腰以下腫甚，按之凹陷不起，腰痛酸重，溲少，便閉，四肢厥冷，面色灰黯，舌質胖色淡，苔白，脈沉細尺弱。蓋腎主水，真陽虛衰，水氣氾濫，流布四肢。治宜溫陽利水，遵仲景法。

麻黃 4.5 克，附子 9 克，甘草 5 克，黑豆 30 克，車前子 12 克。

服 5 劑後，大便溏瀉，小溲清長，頭面浮腫先退，腰以下腫亦遜，精神轉佳，面色漸潤。藥已中病，仍守原

方，畢竟正虛，改小其製。原方麻黃減為 3 克，附子減為 6 克，繼進 3 劑。

服藥後浮腫盡消，腰冷已除，食納正常，予金匱腎氣丸緩圖善後。（《傷寒論方醫案選編》）

【按語】

本方與上方均治太少兩感之病，但輕重有異。余以為臨證中有時輕重很難區別，往往也沒有一個準確的衡量尺度，因此在臨床中只要辨清是太少兩感或陽虛外感，即可加減用之。

# 七十五、枳朮湯、桂枝去芍藥加麻黃附子細辛湯

## 《金匱要略》

### 【組成】

**枳朮湯**：枳實 24 克（7 枚），白朮 12 克（2 兩）。

**桂枝去芍藥加麻黃附子細辛湯**：桂枝 9 克（3 兩），生薑 9 克（3 兩），甘草 6 克（2 兩），大棗 12 枚（12 枚），麻黃 6 克，細辛 6 克（2 兩），附子 9 克（3 枚，炮）。

### 【用法】

枳朮湯：水煎 2 次，分服。

桂枝去芍藥加麻黃細辛附子湯：先煎麻黃去上沫，再入其他藥物同煎 2 次，分服。

### 【使用標準】

1. 惡寒重，或發熱，或不發熱，神倦，舌淡或胖大，苔薄白，脈沉遲。

2. 浮腫。

3. 行痹，痛痹。

4. 腹診：心下堅，大如盤，邊如旋盤。

若單純具備第 4 條，可用枳朮湯。

若單純具備第 1 條或第 3 條，或具備第 1 條、第 2 條，或第 1 條、第 4 條，可用桂枝去芍藥加麻黃細辛附子

湯。

## 【醫案】

1. 高××，男，47 歲，技師，心下痞滿 1 週。腹診：心下堅，大如盤，邊如旋盤。舌淡紅，胖大有齒痕。第以素契，知其為陽虛之體，果投桂枝去芍藥加麻黃細辛附子湯合枳朮丸，2 劑病告痊癒。

2. 陸×，女，24 歲，全身浮腫，面色蒼白，惡寒，四肢冰冷。脈象沉遲，舌苔白膩，渴不多飲。此證係陰盛陽微，水氣泛溢，病名陰水。蓋患者脾腎陽氣素虛，水濕內蘊，脾主健運，腎主排泄，脾虛不能制水，腎虛不能排水，故水聚而成脹也。

治宜消陰救陽，袪寒逐水，主以桂枝去芍加麻辛附子湯：桂枝 3 錢、麻黃 2 錢、甘草 2 錢、細辛 1 錢、附子 2 錢、生薑 2 錢、大棗 10 枚。連服 2 劑。

二診：服藥後得微汗，四肢轉溫，惡寒亦減，藥已中病，當乘勝再追，用前方再服 1 劑。

三診：惡寒已罷，小便通利，腹脹減小，脈象轉緩，陽氣亦有漸升之象，前方再服 1 劑。

四診：上部浮腫已消，腹脹再有減小，兩足仍浮，後以雞鳴散、實脾飲出入治癒。（《福建中醫醫案醫話選編》第二輯）

3. 劉×，女，20 歲，1984 年 4 月 18 日初診。素體碩健，近 3 月來腹部漸大如箕，狀若十月懷胎。該女既未婚配且月事也屆時即潮，來診時腹脹難忍，上至劍突，下至恥骨，按之柔軟，肝脾未能觸及，溲少便秘，納穀欠馨，

神情淡漠，舌淡，脈弦緊。詢之方知家中不睦，情志抑鬱，初未介意，也未醫治，故腹脹如此。

先予芳香理氣之品 10 劑無效。正躊躇疾甚無措時，忽憶仲景有轉大氣一法，急以桂枝去芍藥加麻黃細辛附子湯加味予服：桂枝 10 克，麻黃、防風、桔梗、生薑各 8 克，製附片、細辛、炙甘草各 3 克，紅棗 3 枚，5 劑。

**二診：**藥後腹鳴氣動，腫勢日漸消減，食納有增，溲便得暢。後予原方再進 5 劑即癒。

**按：**腹脹之疾雖有水、氣、血之別，但三者又不可截然分開，或水氣互結，或氣滯血瘀，或水氣血三者混為一家。然脹之初起，以水氣交結不解者為多。水氣一結，痞阻上下，陽氣被遏而失溫煦運行之力，水氣則滯結日益轉劇，遂致腹部膨隆，漸大如箕，但按之柔軟中空。雖疏肝解鬱，健脾行水不為功，誠如張三錫曰：「腹脹屬寒者多，屬熱者少，故治脹每用辛溫散氣之藥多效。即使濕熱作脹，亦必賴辛溫以散氣，氣散則脹滿亦寬」（《醫述‧卷八腫脹》）。

故只利水行氣徒勞矣，治此者當宗仲景「大氣一轉，其氣乃散」之法，然轉大氣絕非理氣之品所能為，必借辛溫通陽之劑，使鬱遏之陽氣獲釋，升降運行自如，方能使滯結之水氣消無芥蒂，故仲景桂枝去芍藥加麻黃細辛附子湯誠為此病證有效之方也。（《新中醫》，1987 年 4 期）

**【按語】**

1. 仲景於氣分心下堅大如盤者，出其兩方，一方治陰

氣凝結於心下，用桂枝去芍藥加麻黃細辛附子湯，一方治
水飲痞結於心下，用枳朮湯。本文合而論之，其意自明，
學者當於此處留心。

2. 桂枝去芍藥加麻黃細辛附子湯乃桂枝湯去苦酸微寒
之芍藥，合助陽解表之麻黃附子細辛湯而成。專取辛甘發
散，溫熱通陽之品於一爐，功擅溫陽散寒，化飲解凝，通
陽利氣，宣肺解表。故陽虛感寒、風寒痹痛、肺氣失宣、
水氣互結等所發生之諸疾，均可用此方。

# 七十六、附子湯

《傷寒論》《金匱要略》

## 【組成】

附子 18 克（2 枚，2 炮，去皮，破 8 片），茯苓 9 克（3 兩），人參 9 克（2 兩），白朮 12 克（4 兩），芍藥 9 克（3 兩）。

## 【用法】

先煎附子 30 分鐘，再入餘藥，煎 2 次，分服。

## 【使用標準】

1. 身體痛，手足寒，骨節痛，脈沉。

2. 口中和（指口不乾、不渴、不苦），背惡寒。

臨證中只具其一便可使用。

## 【按語】

1. 從本方的使用標準可以看出，其病理癥結主要是陽氣虛衰，陰寒凝滯，乃屬少陰陽虛證的範疇。正如柯韻伯所說：「此大溫大補之方，乃正治傷寒之藥，為少陰固本御邪之第一劑也。」

這裏應注意與下列兩種病證相鑑別：

其一是「背惡寒」，陽明病白虎加人參湯證也可見之，但彼則陽熱內熾，汗出太多而致表氣不固或津氣兩傷所致，且有一系列燥熱症候，此則陰寒內盛、陽氣不能外

布，以致體表禦寒無力使然，並有一派陽虛陰盛之象，兩者病因病機迴別。

其二是「身體疼痛，骨節疼」與太陽傷寒證相似，其鑑別點在於附子湯證手足寒而不溫，脈沉而不浮。臨床之際，應加注意。

2. 觀仲景用附子之法，凡亡陽急證，需溫經回陽的，多用生附子；意在止痛的，多用炮附子，但應以寒濕病因為準。本方與真武湯相比，倍用尤附，其意自明。

3. 本方溫補元陽，健脾除濕，運用於雜病之中，對沉寒痼冷久病不癒者，稍加化裁，多能取效，可見經方異病同治之妙，臨證中可參考用之。

# 七十七、真武湯

## 《傷寒論》

### 【組成】

附子 9 克（1 枚，炮，去皮，破 8 片），茯苓 12 克（3 兩），白朮 8 克（2 兩），白芍 9 克（3 兩），生薑 9 克（3 兩，切）。

### 【用法】

水煎 2 次，分服。

### 【使用標準】

顏面晦暗，頭暈目眩，全身或四肢浮腫，肢冷怯寒，心悸氣短，神疲納差，小便不利或小便清長，舌淡苔白，脈沉細或無力。

### 【醫案】

劉××，男，53 歲，於 1961 年 11 月 24 日診治。

急性闌尾炎住院手術治療，雖經大量運用多種抗生素合併外治，3 月餘手術傷口不能癒合，繼服清熱解毒中藥及陽和湯多劑無效而來院就診。

**症見：**右少腹部傷口晦暗，不紅不腫，色淡而不澤，流淡灰色膿水，疼痛入夜尤甚。經常腹中腸鳴隱痛，大便溏薄，日 3～4 次，腰背痠痛而涼。面色青黑，精神萎靡，少氣懶言，舌淡多津，四肢厥冷，脈沉細無力。此術

後年老體弱，陽虛不能化氣行水致傷口久不能斂。治宜溫腎復陽，燥濕托毒。

**方用**：茯苓 30 克、炮附子 15 克、白朮 30 克、黃耆 30 克、蒼朮 30 克。服 5 劑後，洩止痛減；繼服 30 餘劑，創口癒合，諸症悉除。（《新中醫》，1980 年 5 期）

【按語】

1. 本方是治療少陰病陽虛水泛之代表方。少陰屬心腎兩臟，統水火之氣。心腎相交，水火相濟，才能維持人體正常的生理活動。若腎陽虛衰，氣不化水，則陰寒內盛，水氣為患。由於水氣散漫，或聚或散，或上或下。如水氣上逆，清陽被蒙，則頭暈目眩；水氣凌心，則心悸怔忡；水氣流溢肌膚，則身面浮腫，水氣犯胃，則噁心嘔吐，泛清水；水氣射肺，則咳喘；水氣下漬腸道，則下利腹痛，水氣四散則肢體沉重疼痛，等等。

上述症候可見於急慢性腎炎、尿毒症、心源性水腫、慢性支氣管炎、肺氣腫、耳源性眩暈、慢性腸炎等疾病，因此真武湯應用的機會頗多。

筆者曾對 45 例真武湯醫案進行了統計分析，發現用此方可治 20 餘種疾病，其使用標準也是由此而來的，因此臨床上不論是何種疾病，只要具備其使用標準，皆可加減用之。

2. 已故著名中醫趙錫武運用本方堪稱斫輪老手，用此方配合治水三法治療充血性心力衰竭，可謂獨具慧眼，此處錄之，供臨床參考。

《素問‧湯液醪醴論》所提出的治水三法乃指「開鬼門」「潔淨府」「去菀陳莝」，下面分別敘述。

**（1）配合開鬼門法的運用**

開鬼門法乃指宣肺透表，使肺氣得宣，營衛因和，以求「上焦得通，濈然汗出」。故以真武湯為主，配合越婢湯，肺熱者配麻杏石甘湯，此即心衰 I 號方（方名自擬，下同）。

**（2）配合潔淨府法的運用**

意在行水利尿，使水行消腫，其作用在腎。若右心衰竭，腹水嚴重小便不利，以真武湯為主配用五苓散加車前子（包）15 克，沉香、肉桂各 9 克（後下）。此法的變通方是消水聖愈湯（藥味：桂枝去芍藥加麻黃附子細辛湯加知母，亦可酌情加用防己等），此即心衰 II 號方。

**（3）配合去菀陳莝法的運用**

意在散瘀通絡，活血化瘀，作用部位在脈，在真武湯強心扶陽基礎上佐以桃紅四物湯去生地加藕節、蘇木等，此即心衰 III 號方。

心力衰竭並見心律失常者頗多，治療甚是棘手。若陰虛者配用炙甘草湯加生脈散，陽虛者重用真武湯配茯苓甘草湯；其水氣凌心煩躁不安，心動悸者配用桂枝龍骨牡蠣湯。（《趙錫武醫療經驗》）

# 七十八、四逆湯

《傷寒論》《金匱要略》

【組成】

附子9克（1枚，生用，去皮，破8片），乾薑6克（1.5兩），甘草6克（2兩，炙）。

【用法】

水煎2次，分服。

【使用標準】

四肢厥逆，神疲欲寐，舌淡苔白滑，脈沉遲細弱。

【禁忌證】

本方所治四肢厥逆，是屬陽虛陰厥之證，若邪熱內鬱，陽氣被遏，不能外達四肢而引起的四肢厥冷，乃陽厥之證，忌用本方。

【醫案】

治徐國楨，傷寒六七日，身熱目赤，索水到前，復置不飲，異常大躁，將門牖洞開，身臥地上，輾轉不快，更求入井。一醫洶洶，急以大承氣與服。喻診其脈，洪大無倫，重按無力，謂曰：「此用人參、附子、乾薑之症，奈何認為下症邪？」醫曰：「身熱目赤，有餘之邪，躁急若此，再與薑、附，逾牆上屋矣。」喻曰：「陽欲暴脫，外顯假熱，內有真寒，以薑附救之，尚恐不能勝回陽之任，

況敢以純陰之藥，重劫其陽乎？觀其得水不欲咽，情已大露，豈水尚不欲咽，而反可咽大黃芒硝乎？天氣燠蒸，必有大雨，此症頃刻大汗，不可救矣。且既認大熱為陽證，下之必成結胸，更可慮也，唯用薑、附，所謂補中有發，並可散邪退熱，一舉兩得，不必疑慮。」以乾薑、附子各15克，人參6克，甘草9克，煎成。冷服後，寒戰戞戞有聲，以重綿和頭復之，縮手不肯與診，陽微之狀始見，再與前藥一劑，微汗熱退而安。（《寓意草》）

## 【按語】

1. 四逆湯證在熱性病中，經常可見，臨證遇之，便可毅然使用，不必多慮。縱然還有一些熱性症狀未消失，不妨略加反佐藥治之，因陽證轉陰的危險性很大，回陽救逆不但刻不容緩，而且往往要九牛二虎之力方可達到目的。服回陽劑以後，如微有煩渴，給以小劑生脈飲便行。若真正化熱，一帖清涼劑也就收功。但陽回以後，寒涼藥總不宜輕於使用，須防陰氣復盛，陽又消沉，可使前功盡棄，這是生死之關鍵所在，臨床最宜注意。

另外陽虛陰極的患者，服熱藥，有的會發生格拒現象，可以採取熱藥涼服的辦法。

2. 凡四逆湯證而見心下痞硬、脈微欲絕，審其症是得於嘔吐。下利、大汗、亡血、亡津液者，可與本方加人參9克（1兩），此即四逆加人參湯。若用以搶救心源性休克、中毒性休克、失血性休克以及其他疾病出現循環衰竭，中醫辨證屬陽氣虛脫，尤其是陽亡陰竭者，可與上方中加白朮12克、桃仁6克、紅花6克，此即急救回陽湯

（《醫林改錯》方），可有較好療效。誠如王清任在其方歌中所說：「見真膽雄能奪命，雖有桃紅氣無傷」。

3. 若四逆加人參湯證又見心下悸、煩躁、身瞤動者，可在其方中加茯苓 12 克（4 兩）以治之，此即茯苓四逆湯（《傷寒論》方）。（註：本方的藥味比四逆加人參湯多一味茯苓，但它所主治的症候並不像四逆加人參湯那樣急迫，且因每次服量較小，所以，假使亡陽厥逆的症情真嚴重，其中薑、附、參的劑量就要相應增加一些，才可促使藥方足以發揮治療作用。）本方的藥力較真武湯為勝，又陽虛水腫亦可運用本方。正如《類聚廣義》說，本方能「治諸久病精氣衰憊，乾嘔不食，腹痛溏瀉而惡寒，面部四肢微腫者。」

4. 《醫方論》云：「四逆者，必手冷過肘，足冷過膝，脈沉細無力，腹痛下痢等象咸備，方可用之，否則不可輕投。」這與白虎湯的內真熱外假寒的厥逆證可資區別。白虎湯的厥逆證為手冷不過肘，足冷不過膝，且脈洪大有力，臨證中不可不知，否則不啻落井而又投石。

# 七十九、當歸四逆湯

## 《傷寒論》

### 【組成】

當歸 9 克（3 兩），桂枝 9 克（3 兩，去皮），芍藥 9 克（3 兩），細辛 9 克（3 兩），甘草 6 克（2 兩，炙），木通 6 克（2 兩），大棗 25 枚（25 枚，擘）。

### 【用法】

水煎 2 次，分服。

### 【使用標準】

手足厥冷或小腹部發涼，舌淡苔白，脈沉細或沉細欲絕。

### 【按語】

1. 本方臨床多用，筆者曾對 38 例當歸四逆湯醫案（包括當歸四逆加吳茱萸生薑湯醫案）進行了統計分析，發現本方可用於內、外、婦、兒及眼科，治療達 14 種疾病之多。但是運用本方之共同點均為手足厥冷或小腹部發涼，舌淡苔白，脈沉細或沉細欲厥，因此本方的使用標準也由此而來，臨床中不論見諸何病而具備上症者皆可用之。

2. 關於本方辨證和使用的著眼點，重慶陳源生醫師在《當歸四逆湯的臨床運用》一文中指出：「凡厥陰受寒、

血虛而肝火不足所致多種雜病，只要辨證確非肝陰不足，肝家伏熱者投之可收異病同治、一方多用之效。運用當歸四逆湯必須把握陰陽兩大綱，明辨寒、熱、虛、實，凡身寒肢冷，少氣懶言，口不渴，大便不秘，小便清長，面色無華，口唇淡白，甚或發紺，舌質淡，脈沉細，或遲或弱等陰證陰脈者宜之。若出現身熱口渴，心煩口苦，咽乾目眩，溺黃便秘，舌質紅，脈浮、數、滑、大等陽證陽脈者當忌之。

此外還須注意弦脈、細弦、遲弦為肝虛肝寒之脈象，弦細而數、弦數、弦大而數為肝虛伏熱、肝熱、肝火之脈象，前者相宜，後者當忌。」

# 八十、白通湯

## 《傷寒論》

### 【組成】

蔥白4根（4莖），乾薑9克（1兩），附子9克（1枚，生用，去皮，破8片）。

### 【用法】

水煎2次，分服。

### 【使用標準】

頭項痛，面赤如妝，煩躁，四肢厥冷，腹痛下利，脈微者。

### 【按語】

日本人山田氏認為，白通是人尿的別名，此方應加入人尿為主藥。方龍潭說「童便能使陰與陽合，血氣和平」，丹溪說「人尿滋陰降火」，那麼，加入人尿配蔥白以治頭項痛、面赤如妝等氣逆諸症，其療效當較勝。

本方所主是既厥且逆的重症，四肢厥冷、下利腹痛、脈微，是寒厥，頭項痛、面赤如妝、煩躁是氣血上逆，用薑、附以回陽，用蔥白以通陽，用人尿以引血下行，其總的目的不外挽救厥逆，防其陰陽離決而已。

此時如再失治，厥逆不回，轉眼之間，就會胸中痞塞不通、乾嘔、煩躁、呃逆、脈微欲絕，而到陰絕於下、陽

越於上的階段。此時要用白通加豬膽汁湯背城借一，要以心下痞塞為標準耳。

　　此病已到死亡邊緣，能否挽回，殊難預料。若服此藥後其「脈暴出」（即由原來厥逆無脈，變為突然浮大躁動，重按則無），是陽亡陰竭，孤陽為根的凶象，預後惡劣；若脈「微續」（即脈搏由無逐漸恢復），是陽氣漸復，陰寒漸退的吉兆，預後尚良。

# 八十一、吳茱萸湯

《傷寒論》《金匱要略》

## 【組成】

吳茱萸 9 克（1 升，湯洗 7 遍），人參 6 克（3 兩）（或黨參 12 克代），大棗 5 枚（12 枚，擘），生薑 18 克（6 兩，切）。

## 【用法】

水煎 2 次，分服。

## 【使用標準】

若見舌淡，苔白滑，脈弦遲而又兼有下列各症之一者，皆可用之。

1. 脘腹作痛，食穀欲嘔，吞酸嘈雜。

2. 巔頂頭痛，乾嘔，吐涎沫。

3. 吐利，手足厥冷，煩躁欲死。

4. 嘔而胸滿者。

## 【按語】

1.《內台方議》云：「乾嘔，吐涎沫，頭痛，厥陰之寒氣上攻也；吐利，手足厥冷者，寒氣內盛也；煩躁欲死者，陽氣內爭也；食穀欲嘔者，胃寒不受食也。此三者之證，共用此方者，以吳茱萸能下三陰之逆為君；生薑能散寒為臣，人參、大棗之甘緩，能調和諸氣者也，故用之為

佐使,以安其中也。」

臨證據此則思路可開,應用是較為廣泛的。如急性胃腸炎、潰瘍病、慢性肝炎、神經性嘔吐、偏頭痛、高血壓、心臟病、妊娠惡阻等,在病程中呈現肝胃虛寒、濁陰上逆者,本方均有應用之機。如運用得當,常有顯著療效。

然醫必有方,亦當醫不執方,貴在隨證靈活化裁。如陽虛惡寒甚加附子;血虛加當歸;嘔吐加半夏、丁香;腹脹加白蔻;吞酸加瓦楞子、牡蠣;胃寒痛加高良薑、製香附;虛甚重用黨參。由此可見,運用古方,必須精通經典,並與實踐相結合,學古而不泥古,方能有所創新。

2. 本方中生薑劑量大(6 兩)是其特點,方劑歌訣云:「吳茱萸湯人參棗,重用生薑溫胃好。」可謂明察,臨床須加注意。

3. 注意服藥方法。對某些嘔逆嚴重的患者,可採取冷服,以免導致格拒嘔吐。另外本方服後,可有胸中難過、頭痛增劇或眩暈,但短暫就可自行消失,故服藥後宜稍加休息,藉以減輕反應。

# 八十二、黃連阿膠湯

## 《傷寒論》

### 【組成】

黃連 9 克（4 兩），黃芩 6 克（2 兩），白芍 9 克（2 兩），雞子黃 2 枚（2 枚），阿膠 9 克（1 兩，一云三挺）。

### 【用法】

先煎前 3 味，煎 2 次，以藥汁烊化阿膠，再入雞子黃，攪勻，分服。

### 【使用標準】

心煩不寐，口乾咽燥，舌紅絳少津，脈細數。

### 【醫案】

1. 張××，女，32 歲，青溪鄉沙江頭人，農民。

素體壯實，此次月經過多，前醫治之罔效，邀吾師往診。患者自訴：初起經來量多，血色深紅，間有紫紅血塊，兩日後，血下如崩，曾易醫數人，服藥多劑，治療乏效，近日更增心煩失眠，迄今已 7 天。患者臉紅唇乾，自言心中煩亂難耐，以致片刻不寐，閉目則頭汗如雨，精神疲憊不堪，口苦不渴，舌紅少苔，脈象細數。此乃下血過多，腎陰虧損，心火上炎，治宜滋陰降火，投黃連阿膠湯原方：川黃連 13 克、黃芩 10 克、白芍 30 克、阿膠 20

克、雞子黃 2 枚。先煎前 3 味，取汁入阿膠烊化，再入雞子黃攪勻微溫服。服 1 劑後，血崩減半，業已得寐，2 劑痊癒。（《新中醫》，1984 年 12 期）

2. 某女，2 歲。患慢性菌痢近 1 年，經用多種抗生素治療無效。症見大便稀溏，有時伴黏液，日解 3～4 次，有後重感。食慾極差，虛煩不眠，形體消瘦，面色萎黃不華，精神不振，雙目失明已半月。西醫眼科診為「早期角膜軟化症」。舌光紅無苔少津，指紋紫紅，脈象沉細而數。

**辨證**：腸中濕熱未已，痢久而致肝腎陰虛，中氣下陷，心火獨旺，擬黃連阿膠湯加減。

**處方**：黃連 2.1 克、黃柏 6 克、生白芍 15 克、阿膠 9 克（烊化）、雞子黃 1 枚（沖）、西洋參 4.5 克（另煎沖服）。

10 餘帖痢止，雙目復明而基本告癒……（《傷寒論方醫案選編》）

**【按語】**

本方所治的乃為陰虛火旺、心腎不交所引起的心煩不寐，口乾咽燥，舌紅絳少津，脈細數等症，亦可治久痢耗傷陰血、崩漏、便血以及急性熱病後期陰液虧耗、熱邪未消而見上症者。仲景立黃連阿膠湯，苦寒與鹹寒並用，苦寒上瀉心火，鹹寒下滋腎水，俾心腎相交，坎離既濟，心煩不寐可解，此即「瀉南補北」的治療方法，並為後世滋陰清熱法開了先河，對溫病治療學的影響更為深刻。如清・吳鞠通《溫病條辨》下焦篇用本方治療「少陰溫病，真陰欲竭，心中煩，不得臥」即導源於此。

# 八十三、半夏散及湯

## 《傷寒論》

### 【組成】

半夏（洗）、桂枝（去皮）、甘草（炙）各等分。

### 【用法】

上 3 味，個別搗篩已，和勻，每服 2～3 克，白開水送下，日 3 次，或以散劑 4～6 克，水煎，去滓，少少咽之。

### 【使用標準】

咽喉腫痛初期而排外白喉及爛喉丹痧等。

### 【醫案】

竹××，女，32 歲，1977 年 8 月 2 日。患者發熱咽痛數日，脈細而軟，並無數急之象，皮膚涼潤，舌苔薄白微黃質紅。曾服寒涼藥不效，現仍咽喉灼痛，吞嚥困難，喉中咳出痰色如膿血，微熱不退，頭目昏痛。此病曾反覆發作，此次尤甚。查見患者神情痛苦，視之咽部可見重度充血，局部黏膜下有出血點，雙側扁桃體 II 度腫大，表面膿點且已破潰，咽後壁淋巴濾泡增生。

**處方**：半夏 9 克、桂枝 9 克、炙甘草 9 克。上 3 味用水 2 碗燒開，下藥煮三五沸，勿久煎，頻頻含咽，半日盡劑。次日來診，微熱已清，神情舒展，告曰：藥含入口，

頓覺爽快。視之扁桃體已明顯縮小，紅腫減輕，但潰破處未癒合，守原方。服時加食醋少許，2劑痊癒。（《新醫學資料》，1977年3期）

【按語】

1.《傷寒論》云：「少陰病，咽中痛，半夏散及湯主之。」章虛谷注曰：「少陰之脈其直者上循咽喉，外邪入裏，陽不得伸，鬱而化火，上灼咽痛，仍用辛溫開達，使邪外解，則內火散，此推本而治也。若見咽痛而投寒涼，則反閉其邪，必致更重。」尤在涇注曰：「蓋少陰客邪，鬱聚咽嗌之間，既不得出，復不得入，設以寒治，則聚益甚，投以辛溫，則鬱反通，《內經》『微者逆之，甚者從之』之意也。」近賢唐容川曰：「此言外感風寒，客於會厭，於少陰經而咽痛，此證予多見矣，喉間兼發紅色，並痰涎聲音嘶破，咽喉頗痛，四川此病多有，皆知用人參散即癒，蓋即仲景半夏散及湯之意也。」

綜上所述，本證的病機是寒客少陰，陽鬱化熱，循經上逆，故病咽痛。圖治之法，當以溫散寒邪，俾陽鬱得伸，少陰經氣調和，咽痛自解。且半夏治咽痛，桂枝療喉痹，本草早有記載，所以《千金方》《類方準繩》《外台壽世方》沿用此方治咽喉痛，獲效甚著。

近人陸淵雷用以治急性咽炎、扁桃體及周圍炎症等亦取良效。然今人治咽痛，喜用甘涼清潤，動輒玄參、地、麥之類，或大劑銀翹、板藍、牛蒡之屬，惡用溫燥，須知咽痛除白喉及爛喉丹痧等不宜採用辛溫藥物外，一般咽喉疾患的初期很多要用辛溫發散藥者，尤以治急性喉痹為

然。《內經》說：「一陰一陽結謂之喉痺。」對於結氣喉痺的初期，如誤用寒涼藥，其腫不但不能減輕，相反地會使腫痛更加惡化起來。本方對於喉痺初期出現上述症候者，實有很好療效，如紅腫甚，可加一味射干取效。

2. 若喉痺腫痛，多黏液煩悶者，或肺癰咳嗽，胸滿振寒，咽乾不渴，時唾腥臭濁痰者，可用桔梗湯：桔梗 9 克（1 兩），甘草 6 克（2 兩），或用本方加味治之。本方尚可治聲音嘶啞以至聲音不出之症。

如楊××，男，45 歲，工人，幾天前患風熱感冒，服藥諸症向癒，但覺聲音嘶啞，以至聲音不聞，曾肌注青黴素等不效，要求中醫治療。症見咳嗽有痰，舌淡紅、苔薄黃，脈弦。《經驗秘方》云：治喉咽鬱結，聲音不聞，大名安提舉神效方（於本方加訶子），故宗之。桔梗 9 克、甘草 6 克、訶子 9 克，1 劑則聲音能出，3 劑則說話如常。

3. 上述二方，一為少陰客寒，一為少陰客熱，病機不同，治法有別，勿以其病輕、方小而忽之。君不見，本症因失治、誤治而導致慢性痼疾者亦為不少，故臨證中應審慎辨證，準確用藥，方不為誤。

# 八十四、柴胡芍藥枳實甘草湯

## 《傷寒論》

### 【組成】

柴胡、芍藥、枳實（破、水漬、炙乾）、甘草（炙）各等分。

### 【用法】

上 4 味，搗篩為散，每日 3 次，亦可各用 9 克，做湯劑服。

### 【使用標準】

1. 手足厥冷或四肢不溫。

2. 脅下痛或胃脘脹痛或腹痛。

3. 食慾不振或噁心嘔吐。

4. 小便短赤、大便不爽。

5. 舌淡紅，苔薄白或薄黃，脈沉弦或沉數有力。

6. 腹診：胸脅苦滿，左右腹直肌緊張如二根棒。

若具備 1、4、5、6 或 2、3、5、6 皆可用之。

### 【按語】

1. 現今通行的趙開美本《傷寒論》少陰病篇第 318 條記載：「少陰病，四逆，其人或咳，或悸，或小便不利，或腹中痛，或洩利下重者，四逆散主之。」並載四逆散由炙甘草、枳實、柴胡、芍藥組成。歷代醫家對本條方證的

真偽爭論不休，由於上方在臨床中運用甚廣，因此有必要
澄清謬誤以示同道。

　　按《傷寒論》六經辨證，少陰病主證的主要病機是陽
氣衰弱，正治之法必然是溫補陽氣。本條「少陰病，四
逆」正合於斯，但趙本卻推出柴甘枳芍，與溫陽之法毫不
相關，令人費解。

　　歷代醫家對此展開了爭論，認為主證有誤的，如柯韻
伯主張將「洩利下重」移至「四逆」之後；李士材提出
「雖云四逆，必不甚冷，或指頭微溫，或脈不沉數」，以
改主證協調方與證之間的矛盾；認為病機當是肝氣鬱結，
陽鬱於裏，不能達於四末的，如劉渡舟認為：「此證之厥
逆，既無可溫之寒，又無可下可清之熱，當治以四逆散疏
達陽鬱。」也有認為「四逆散治高熱厥逆，主要用於外感
邪熱傳裏，或飲食失節，濕熱內滯，肝脾失調，氣機不
利，壅滯中焦，邪不外達所致之高熱、肢厥、腹脹或大便
滯下，舌紅苔薄，脈弦數等症。取其清透鬱熱，疏肝理脾
之功。並認為，原文中的『四逆』，當是此類證候之四肢
厥逆。」

　　筆者認為上述論點均值得商榷。柯氏之說未能說明柴
甘枳芍為何能治「四逆」；李氏改證亦顯牽強；後一種病
機之說似乎很有道理，尚有二例驗案佐證，但既為肝氣鬱
結，為何還要冠以「少陰病」之名？若是為了鑑別，為何
不將更似少陰病四逆的當歸四逆列於此？且果屬陽鬱不
舒，何以在或然證之腹中痛時加附子一枚？種種疑問說
明，用以方測證，變通主證、病機的方法來研討本條，是

難以立論的。

唯近人王景唐、劉心毅氏者獨識其證，超出諸家，認為四逆散當由四逆湯或四逆加人參湯改為散劑，而柴甘枳芍等方名為柴胡芍藥枳實甘草湯，用於少陽病膽氣不降之證，論述更中肯綮。余嘆其膽識兼備，學有淵源，故參以己見，詳列於後，望同道雅正。

余以為對於《傷寒論》有些條文若用以方測證，變通主證、病機的方法來研討而難以立論者，不妨從版本方面來研究，也許會收頓開茅塞之效。

如本條桂林本《傷寒雜病論》提出四逆散由炙甘草、附子、乾薑、人參組成，改四逆加人參湯為散；《傷寒雜病論義疏》所載四逆散其藥物是附子、乾薑、炙甘草完全是四逆湯，不過是改為散劑。

筆者認為這些觀點很有見地，符合《傷寒論》的立方宗旨。在《傷寒論》中，同一方名而劑型不同者，不乏其例。抵當湯改為抵當丸，藥無增減，只消減其量，以治太陽蓄血證病深而勢緩，不可不攻，又不可峻攻之證；大陷胸湯改為大陷胸丸，增其利肺之杏仁、葶藶，以蜜為丸，每服如彈丸一枚，藥量減輕，峻藥緩攻，以治在胸之痰熱互結。仲景治病，凡病機相同而病勢較緩者，當以丸藥緩圖。少陰病之主證也有急緩之分，急者如四逆湯、四逆加人參湯、白通湯、通脈四逆湯等證，緩者如本條所示。本條所列之證，除具有少陰病脈微細，但欲寐外，只兼四逆一證，故改四逆加人參湯為散，或改四逆湯為散，白飲和服，緩緩圖之，因其主治少陰病四逆，故定名為四逆散。

如此該條文之病機、病勢、方藥及服法絲絲入扣，使人諸疑頓釋。究其每服劑量之小，乃是方中之附子生用有大毒，不可不小也。四逆散既由炙甘草、附子、乾薑、人參所組成，那麼柴甘枳芍四藥義當何用呢？桂林本《傷寒雜病論》中直稱此四藥為柴胡芍藥枳實甘湯，列於「少陽篇」和「傷風脈證並治篇」中。所主之證在前一篇中為「少陽病，氣上逆，今脅下痛，甚則嘔逆，此為膽氣不降也。」在後一篇中為「風病……若流於腑，則口苦，嘔逆，腹脹，善太息。」《傷寒雜病論義疏》在少陽篇也載：「少陽病，氣上逆，今脅下痛，痛甚則嘔逆，此為肝膽不降也，柴胡芍藥枳實甘草湯主之。」

這兩書所列之證與臨床廣泛使用柴甘枳芍治療肝（膽）胃不和之證十分吻合，而且筆者曾對 33 例柴胡芍藥枳實甘草湯醫家進行了統計分析，也證明了這一點。但是若用其治療厥逆證，當具有小便短赤，大便不爽，舌淡紅，苔薄白或薄黃，脈沉弦或沉數有力者方為的對。因此我們可以肯定地說，趙本《傷寒論》第 318 條所載四逆散之方證，其證為真，其方為偽，四逆散應是四逆加人參湯為散或四逆湯為散，柴甘枳芍當直稱柴胡芍藥枳實甘草湯，列入少陽篇以治膽氣不降之證。

2. 重慶市第一中醫院陳源生老中醫應用本方經驗頗多，茲據介紹，摘要以供參考。他每用本方如黃荊子，名四逆黃荊散，以此為基礎方，隨證加減。

如胃脘痛屬肝胃不和者，方用四逆黃荊散加青陳皮、香附、鬱金；肝脾不調者，合香砂六君子湯；肝鬱氣滯，

血瘀胃絡者，合失笑散；腹痛屬寒者，去枳實加官桂，或合七氣湯；氣痛者，合天台烏藥散；瘀血痛者，合手拈散；食積痛者，合保和湯。痢疾初起，下痢赤白，腹痛，裏急後重，肛門灼熱，尿赤，苔膩，脈弦或浮弦者，合香連丸；若下痢赤色者，再加地榆；若下痢色白者，再加桔梗。疝氣屬熱者，加金鈴子、梔仁、橘核；屬寒者，加官桂、烏藥、葫蘆巴、橘核。

**急腹症：**闌尾炎可加紅藤、苡仁、敗醬草、蒲公英；膽囊炎可加鬱金、茵陳、山梔、金鈴子、金錢草、過路黃、魚腥草等；膽結石可加虎杖、金錢草、梔子、鬱金、雞內金、焦楂、芒硝、玉米鬚、琥珀等；胰腺炎可加金鈴子散、錢線草，或宗大柴胡湯。

肝炎、肝硬化有肝胃不和臨床表現者，以四逆黃荊散加梅花、魚鰍串為基本方，隨證增損；肝硬化或肝脾腫大，肝區痛，有肝胃不和者，加丹參、鱉甲、雞內金、莪朮，或合澤附理肝湯（澤蘭、香附、丹參、白芍、麥芽、甘草）。胸痛、脅痛屬肝鬱氣滯者，加金鈴子散；屬氣滯血瘀者，加血府逐瘀湯。婦女月經延後，屬氣滯血瘀者，宗逍遙散治之。經痛屬氣滯血瘀者，合失笑散或手拈散。盆腔炎屬氣滯者，加敗醬草、澤蘭、蒲公英、益母草；血瘀者加桃仁、五靈脂、澤蘭。頸淋巴結腫大，初起屬痰凝氣滯者，加夏枯草、半夏、七葉一枝花；若兼低熱，屬頸淋巴結核者，合消瘰丸加葎草、首烏。

# 八十五、白頭翁湯

《傷寒論》《金匱要略》

## 【組成】

白頭翁 12 克（2 兩），黃柏 9 克（3 兩），黃連 9 克（3 兩），秦皮 9 克（3 兩）。

## 【用法】

水煎 2 次，分服。

## 【使用標準】

身熱口渴，腹痛，下痢赤白膿血，裏急後重，肛門灼熱，小便短赤，舌紅苔黃，脈弦數或滑數。

## 【禁忌證】

虛寒下痢忌用。

## 【醫案】

朱××，男，32 歲，未婚。過去曾行脾臟截除術及闌尾切除術，於 1957 年 11 月 24 日來我院內科住院治療，診斷為肝硬化。主訴：三四天來，尿量減少，微有發熱、噁心、納減。於 29 日抽腹水，至 12 月 31 日，一月內計放水 8 次。1 月 2 日起，改服中藥，初亦不見大效，仍繼續放水 5 次。連服至 1 月底，才能控制其腹水之成聚，患者聚水的速度可稱少見，而其病勢之驟暴猛烈，亦屬罕有。治療經過：1 月 2 日診視，腹脹如鼓，青筋怒

張，臍突，腰粗，脅痛，心悸，氣短喘促，大便一日 2～3 次，或溏或乾不爽，小便黃赤，滴瀝不暢。舌紅苔厚，色嫩黃，罩灰膩，脈象弦滑。參考西醫診斷，為肝硬化門靜脈高壓症。

擬診斷此證是木賊土敗，土殘水濫，濕熱崇聚，壅塞不通的單腹脹。主用扶脾洩肝、疏利氣血、洩化濕熱，佐以逐水之法：土炒白朮、當歸鬚、製香附、五靈脂、黑白丑、香櫞皮、冬瓜皮、茵陳、黃芩、黃柏、木通、大腹皮、車前子等為煎劑。白朮 1 份，芫花 0.3 份，甘遂 0.3 份，研末糊丸，吞服，每服 3 克，日兩服。服藥後，雖得峻下，而腹水仍易瀦留，仍賴放水以解除痛苦。後即停服丸藥，於前方參以補中益氣法，並重用澤瀉、豬苓等淡滲分利之品，連續服藥一月餘，腹脹未停止發展。

3 月 12 日轉中醫科。此時腹大依然，滿腹鬱熱，繃急積水之勢已除。症見腹痛欲便，便意勤迫，黏膩不爽，肛門灼熱，小便黃少，苔脈如前，純屬厥陰蘊熱，太陰積濕，互相鬱蒸之象。因擬白頭翁湯、香連丸加淡芩、黑梔、青陳皮、枳殼、白朮、車前子、澤瀉等治之，膨脹逐步消失。

3 月 16 日發現患者右乳房及右耳後生疽 3 個，根腳僵硬，紅腫疼痛，形寒高熱，乃注射青黴素，服銀翹、黃連解毒劑，刀刺洩膿，外瘍經旬先平，又轉大便瀉下，腹痛鳴響，2 小時 7～8 次，純下稀水，灼熱異常。仍以原法苦洩淡滲，佐以四君培脾（此時脈現間歇者三日）調理半月而癒。自此蘊濕、蘊熱、水氣諸邪盡行滌除，4 月 17

日出院。（《江蘇中醫》，1958 年 5 期）

**【按語】**

1. 白頭翁湯是治療熱痢之祖方，古往今來，透過反覆的臨床實踐，證實療效可靠顯著，可謂屢試不爽。本方加甘草、阿膠，《金匱要略》名曰白頭翁加甘草阿膠湯，原治產後血虛而患熱痢下重，下痢膿血，腹痛裏急者，現亦用於血虛熱痢或熱痢傷陰者。若將本方去黃連、黃柏，易生山藥 1 兩、生地榆 3 錢、生杭芍 4 錢、甘草 2 錢、旱三七 3 錢（軋細）、鴉膽子 60 粒（去皮），乃《醫學衷中參西錄》之通變白頭翁湯，用於熱痢下重腹疼及久痢之人。用法：上藥 8 味，先將三七、鴉膽子，用白蔗糖水送服一半，再將餘煎湯服。其相去之時間，宜至半點鐘。所餘一半，至煎湯藥渣時，仍如此服法。若治痢久，膿血腥臭，腸中欲腐，兼下焦虛憊，氣虛滑脫者，可用三寶粥（《醫學衷中參西錄》）。

**方藥如下**：生山藥 1 兩（軋細）、三七 2 錢（軋細）、鴉膽子 50 粒（去皮）。用法：上藥 3 味，先用水 4 盅，調和山藥末煮粥。煮時，不住以箸攪之，一兩沸即熟，約得粥一大碗。即用其粥進服三七末、鴉膽子。

2. 本方尚可治療濕熱帶下，且獲效甚捷。如魏平孫指出：濕偏重者配以蒼朮、茯苓、生苡米、苦參；血熱偏重者佐以赤芍、丹皮、銀花、生地；氣滯者，佐以解鬱理氣之品。陰癢甚者，加用外洗方。（《中醫雜誌》，1987 年 3 期）

# 八十六、桃花湯

《傷寒論》《金匱要略》

## 【組成】

赤石脂 30 克（1 斤，一半全用，一半篩末），乾薑 9 克（1 兩），粳米 30 克（1 升）。

## 【用法】

赤石脂（一半量）、乾薑、粳米三藥同煎，米熟後，傾出湯汁，調入赤石脂末（另一半量），分服。

## 【使用標準】

下痢膿血，膿血暗淡不鮮，甚則大便滑脫不禁，經久不癒，腹痛喜按喜溫，舌淡苔白，脈沉遲或微細。

## 【禁忌證】

實熱下痢，內有積滯者忌用，以免閉門留寇，戀邪為害。

## 【按語】

本方去粳米，改乾薑 60 克，再加石榴皮 15 克、阿膠 9 克（烊化）、黃柏 6 克，名安石榴湯（日本驗方）。方以乾薑為君，不但可溫脾陽，亦可暖腎陽，黃柏佐乾薑之燥，阿膠滋養陰血，赤石脂、石榴皮固澀止瀉，用於治療脾腎陽虛的五更瀉效佳。

# 八十七、烏梅丸

《傷寒論》《金匱要略》

【組成】

烏梅 300 枚，細辛 6 兩，乾薑 10 兩，黃連 16 兩，當歸 4 兩，附子 6 兩（炮，去皮），蜀椒 4 兩（出汗），桂枝 6 兩（去皮），人參 6 兩（或黨參代），黃柏 6 兩。

【用法】

烏梅用 50％的醋浸一宿，去核打爛，和餘藥打勻，烘乾或曬乾，研成末，加蜜為丸，每丸重 9 克。每次服 1 丸，每日 3 次，空腹溫開水送下，亦可減為一般常用劑量作湯劑（醋浸烏梅 30 克、細辛 4.5 克、乾薑 9 克、黃連 6 克、當歸 9 克、熟附子 9 克、蜀椒 6 克、桂枝 6 克、黨參 12 克、黃柏 9 克），水煎 2 次，分服。

【使用標準】

1. 腹痛時作，得食而嘔，胸脘煩悶，手足厥冷，其人吐蛔。

2. 脘腹痛，時嘔吐，下痢赤白，久不止，或時作時止，常形寒，手指不溫，不發熱，舌質紅，苔白。

臨證中只具其一便可用之。

【醫案】

1. 王××，男，32 歲，大便不正常 15 年，日下 3～4

次或 1～2 次溏糞，細如筆桿，食肥肉則便次增多，近年來自覺消瘦，曾多方治療無效，經西醫診斷為結腸炎。給予烏梅丸治療，3 日後症狀好轉，每日大便 1 次，精神尚佳，再給藥 7 天，服後食慾增加，精神旺盛，腹部舒適，連服 40 天停藥，訴一切正常。4 月後隨訪，未見復發。（《江蘇中醫》，1959 年 4 期）

2. 沈××，女，35 歲。恙起產後，經汛失調，甚則 1 月 2 次，經水淋漓，長達 10 餘天，色暗紅或有塊，頭暈目眩，脘痛泛酸，渴不思飲，飢不欲食，手足不溫，少腹脹痛，便乾尿黃，脈弦細。雖經中西醫多法治療無效，延已 2 年，面色少華。心悸，消瘦，大便溏薄，是證寒熱兼挾，虛實並見，仿烏梅丸意。黨參 18 克、烏梅炭 18 克、黃柏炭 9 克、附子 6 克、肉桂 3 克、川椒 6 克、當歸 9 克、炮薑炭 9 克、川楝子 6 克、貫眾炭 15 克、血餘炭 9 克。上藥連服 5 劑，漏下已止，諸恙向安而癒。（《經方應用》）

**【按語】**

《傷寒論》厥陰篇中的蛔厥證，歷代醫家均認為以吐蛔、腹痛、厥逆為主證，相當於現代醫學的膽道蛔蟲症。但是臨床上有些蛔厥的病人既不腹痛吐蛔，也無厥逆症狀，卻與仲景原文「靜而復煩，須臾復止」的描述相符合。

如四川樂山江爾遜老中醫曾治某患兒，一歲半，麻疹之後，陣陣心煩，初以為麻疹以後餘熱不盡，用養陰清心之劑，不但無效，反而煩躁更頻，每見家人進餐即索食，

但飲食入口，則煩躁頓作，摔碗拋匙，須臾復止。一日患兒正在嬉戲自若，其母偶與桃片糕一片，剛入口，煩躁大作，遍地滾爬呼叫，1 分鐘許復安靜如常。江老親自見其症狀，乃恍然大悟，《傷寒論》云：「今病者靜，而復時煩者，……蚘上入其膈，故煩，須臾復止，得食而嘔又煩者，蚘聞食臭出……」這是蚘厥無疑，遂與烏梅丸去桂、附、薑、辛，加驅蟲藥，服完 1 劑，第二天，大便下如污泥，中有蚘蟲無數，或死或活，從此煩躁再未發作（《提高中醫療效的方法》）。由此可以看出，臨床診治，既要知常，又能達變，方不會貽誤病人。

# 八十八、防己黃耆湯

## 《金匱要略》

### 【組成】

防己 12 克（1 兩），甘草 3 克（0.5 兩，炒），白朮 6 克（七錢半），黃耆 15 克（1 兩 1 分，去蘆），大棗 3 枚（擘），生薑 4 片。

### 【用法】

水煎 2 次，分服。

### 【使用標準】

1. 身重，肢節疼痛，麻木，汗出惡風。

2. 肢體浮腫，腰以下腫甚，小便不利，脈浮。

3. 腹診：全腹柔軟無抵抗和壓痛。

臨證中若具備 1、3 或 2、3 均可用。

### 【禁忌證】

本方是治氣虛風濕，水腫之證，若風濕、水腫實證者，忌用。

### 【按語】

本方日本人用於虛證及虛實中間證。見皮膚發白，易出汗，肉疲軟，膝關節疼痛或有浮腫等，不伴便秘，腹診見全腹肥滿，柔軟無抵抗和壓痛，即所謂的「虛胖」，臨證中可供參考。

# 八十九、百合地黃湯

## 《金匱要略》

【組成】百合 15 克（7 枚，擘），生地黃汁 30 克（1 升）。

【用法】先煎百合 2 次去渣，再納生地黃汁，分服。

【使用標準】神志恍惚，欲食又不能食，欲臥又不能臥，欲行又不能行，常默默無言，有時食慾很好，有時又厭惡飲食，如寒無寒，如熱無熱，口苦，小便赤，舌紅，脈微數，用各種藥物治療，都很難奏效，甚至服藥後反見嘔吐下利，雖神態失常，但形體一如常人。

【按語】魏荔彤說：「百合病，用百合，蓋古有百合之名，即因百合一味而療此疾，因得名也。」葉橘泉著《食物中藥與便方》說百合有鎮靜作用，可用於急性熱病後期，神志恍惚，以及婦女更年期神經官能症、癇病等，並介紹便方二則：

①病後神經症，坐臥不安或婦人癇病（歇斯底里），百合 7 個，用水浸 1 夜，明旦更以泉水煮取 1 碗去渣，沖入生雞蛋黃 1 個，每次服半碗，1 日 2 次（筆者按：即《金匱》百合雞子黃湯）；②神經衰弱，睡眠不寧，驚悸易醒，用生百合 60～90 克，蜂蜜一二匙，拌和蒸熟，臨睡前適量食之，此即百合食療方（方名自擬）。

# 九十、腎氣丸
## （又名桂附八味丸）

《金匱要略》

【組成】

乾地黃 8 兩，山藥 4 兩，山茱萸 4 兩，澤瀉 3 兩，丹皮 3 兩，茯苓 3 兩，桂枝 1 兩，附子（炮）1 兩。

【用法】

上 8 味研末，煉蜜為丸，如梧桐子大，每次黃酒送下 15 丸，加至 20 丸，日 2 次。亦可用常用量改為湯劑（乾地黃 15 克、山藥 12 克、山茱萸 9 克、澤瀉 9 克、丹皮 9 克、茯苓 9 克、桂枝 4.5、熟附子 6 克），水煎 2 次，分服。

【使用標準】

1. 腰膝痠軟，頭暈耳鳴，形寒怯冷，自汗，水腫，小便不利或小便頻數，遺尿，尺脈微弱。

2. 腹診：臍下不仁，小腹拘急或軟弱無力。

具備以上 2 條即可使用。

【醫案】

楊××，女，45 歲，6 天前，大便下血，量多色鮮紅，頭暈目眩，腰膝痠軟，舌淡苔白，脈濡細，曾就治某醫，診為腸風下血兼有氣血虧耗之象，方用黃耆 20 克、黨參 15 克、白朮 12 克、熟地 15 克、白芍 10 克、槐米

10 克、地榆 15 克、山梔 10 克、茜草 10 克、防風 10
克、甘草 10 克。服藥 3 劑便血止，後又以此方略為加
減，繼服 3 劑。

**現症**：形寒怯冷，腰膝痠軟，頭暈耳鳴，心悸，表現
為頭暈時加重，小便不暢，有時感尿中疼痛不舒，尿黃、
腹脹，少腹疼痛，且感陰部發癢。

**婦科檢查提示**：陰道炎，附件炎。

**腹診**：左下腹壓痛，右下腹壓痛，小腹部軟弱無力，
觸之發涼，與上腹部有明顯差異。舌淡略發紫，尺部脈
弱。

**辨證**：腎陽虛衰，伴氣滯血瘀及血虛。

唐容川在《血證論》中曾提出治血證之大法，即止
血、祛瘀、寧血、補虛，故其治則當為溫補腎陽，補益氣
血以治其本，疏肝理氣、活血化瘀以治其標。方宗金匱腎
氣丸、當歸補血湯、柴胡芍藥枳實甘草湯及桂枝茯苓丸加
味，方藥如下：

熟地 15 克、山藥 15 克、山萸肉 12 克、澤瀉 15 克、
茯苓 15 克、丹皮 12 克、肉桂 12 克、炮附子 12 克、當歸
6 克、黃耆 30 克、枳實 12 克、白芍 12 克、柴胡 15 克、
甘草 9 克、桂枝 12 克、赤芍 12 克、桃仁 15 克、五味子
15 克、小茴香 15 克

**二診**：服藥 3 劑，諸症大減，可見藥已中病，故又進
3 劑以觀進退。

**三診**：陰部仍發癢，但較前已大為減輕。

**腹診**：右下腹壓痛消失，小腹部發涼已無，故上方去

四逆散、小茴香加苦參、地膚子各 15 克，再進 3 劑。

　　**四診**：服藥後，陰部瘙癢尚存但不以為苦，感口乾，舌淡紅，脈左手沉細數，腹診左下腹壓痛仍存，此乃陽復太過，去腎氣丸易一貫煎合桂枝茯苓丸等又進 3 劑，諸恙向安而癒。

　　**【按語】**

　　本方為溫補腎陽之祖方，方中以六味滋陰，乃壯水之主以制陽光，桂附溫陽則為益火之源以消陰翳，故在臨證中若見形寒肢冷甚者，可適當增加桂附之劑量，不必囿於原方之劑量。

# 九十一、麥門冬湯

## 《金匱要略》

### 【組成】

麥門冬 15 克（7 升），半夏 6 克（1 升），人參 6 克（3 兩）（或北沙參 12 克代），甘草 6 克（2 兩），粳米 9 克（3 合），大棗 5 枚（12 枚）。

### 【用法】

水煎 2 次，分服。

### 【使用標準】

咳唾涎沫，氣喘短氣，咽乾，口燥，舌乾紅少苔，脈虛數。

### 【醫案】

陳××，女，32 歲，已婚。天癸迄今不通，唯每月鼻衄 2～3 次，如此者已有數十載。近年來每月鼻衄仍有一次，中脘不舒，噫氣上逆，似有物阻，周身皮膚甲錯，脈弦細，舌邊微紫苔薄。

仿《金匱要略》麥門冬湯意立方，以觀進退。麥冬 15 克、黨參 12 克、半夏 9 克、山藥 12 克、白芍 9 克、丹參 9 克、甘草 6 克、桃仁 6 克、茜草 15 克、澤蘭 9 克、大棗 3 枚。（《經方應用》）

## 【按語】

陳修園《女科要旨》以麥門冬湯治療倒經，是善用本方的實例。又近人張錫純於所著《醫學衷中參西錄》中亦用加味麥門冬湯治婦女倒經，其方為寸冬 5 錢，野台參 4 錢，清半夏 3 錢，山藥 4 錢（代粳米），白芍 3 錢，丹參 3 錢，甘草 2 錢，桃仁 2 錢，大棗 3 枚。

張錫純認為，「婦女倒經之證，陳修園《女科要旨》借用《金匱》麥門冬湯可謂特識，然其方原治火逆上氣，咽喉不利，今用以治倒經，必略為加減而後乃與病吻合也。」本案所用，即仿張錫純製方之意。

# 九十二、瓜蔞薤白白酒湯

## 《金匱要略》

【組成】全瓜蔞 15 克（1 枚，搗），薤白 12 克（0.5 升），白酒（即米酒）30 克（7 升）。

【用法】水酒同煎 2 次，分服。

【使用標準】胸部隱痛，甚至胸痛徹背，喘息咳唾，短氣，舌苔白膩，脈沉弦或緊。

【禁忌證】本方屬溫開通陽之劑，如痰熱咳喘胸痛，或肺癆陰虛胸痛，宜慎用或忌用。

【按語】趙錫武治療心絞痛善於採用瓜蔞薤白半夏湯為主方加減，以瓜蔞開胸，半夏和胃降逆，薤白通陽。在該方的基礎上，見到不同的症候加用不同的方藥，舉例如下：①胃氣脹滿噫氣或乾嘔者，加橘枳薑湯；②動則氣短，心悸，胸悶氣塞者，加茯苓杏仁甘草湯；③心動脈數者，加生脈散、炒棗仁、龍骨、牡蠣、當歸等；④胸脹脅下逆滿，肢涼者，加枳實薤白桂枝湯；⑤體弱，便溏，心下痞滿者，加人參湯；⑥陽虛痛甚者，加烏頭赤石脂丸；⑦脈結代，心動悸者，加炙甘草湯；⑧頭昏脈弦，陰虛陽浮者，加天麻鉤藤飲、杞菊地黃丸；⑨兼臟躁及百合病者，加百合知母類湯及半夏厚朴湯、甘麥大棗湯、酸棗仁湯等；⑩虛象明顯者，加黃耆、當歸、黨參等。

# 九十三、橘皮枳實生薑湯、茯苓杏仁甘草湯

## 《金匱要略》

【組成】

1. **橘皮枳實生薑湯**：橘皮 12 克（1 斤），枳實 9 克（3 兩），生薑 6 克（0.5 斤）。

2. **茯苓杏仁甘草湯**：茯苓 9 克（3 兩），杏仁 9 克（50 個），甘草 3 克（1 兩）。

【用法】

上述兩方均水煎 2 次，分服。

【使用標準】

胸中氣塞，短氣。

若兼見氣逆痞滿，甚至嘔吐者，用橘皮枳實生薑湯；若兼見咳逆或吐涎沫、小便不利等用茯苓杏仁甘草湯。

【按語】

1. 上述兩方均為治療胸痹輕證的主方，雖有偏於飲，偏於氣滯之別，但事實上兩者不能截然分開。因此對於上述兩方，可分可合，亦可與瓜蔞、薤白配伍運用。

2. 趙錫武對胸痹心痛（冠心病心絞痛）的治療重視臟腑相關，特別重視「心胃兩治」，對於餐後劇痛或餐後規律性發作的各類心律不整，善後用調理脾胃之橘枳薑湯等方，常有效果，不僅可以改善症狀，部分心肌缺血所致心

電圖改變也可有所好轉。

　　從現代醫學觀點來說，心絞痛嚴重發作時，可伴有噁心、嘔吐、上腹部飽脹等消化道症狀，說明合用這類方劑，心胃同治，對於胸痺心痛是有一定意義的。（《經方應用》）

# 九十四、黃土湯

## 《金匱要略》

【組成】甘草 9 克，乾地黃 9 克，白朮 9 克，附子 9 克（炮），阿膠 9 克，黃芩 9 克（3 兩），灶中黃土 30 克（0.5 斤）。

【用法】先煎灶心土，澄清去渣，以此湯煎餘藥 2 次，分服。

【使用標準】顏面萎黃，食慾不振，體乏無力，少氣懶言，便血、吐血、衄血，崩中漏下，血色暗淡，舌淡苔白，脈沉細無力。

【按語】

1. 灶心土現多不備，可用赤石脂代之。陳修園在《金匱要略淺注》黃土湯條下說：「余每用此方以赤石脂一斤代黃土如神。」朱顏著《中藥的藥理與應用》謂赤石脂與伏龍肝都與高嶺土相似，主要為吸著作用，內服能吸收消化道內毒物及食物異常發酵的產物，對發炎的胃腸黏膜有局部保護作用，對胃腸出血還有止血作用。

2. 本方若去乾地黃、阿膠，易熟地黃 60 克、鹿角膠 30 克，加元肉 30 克、當歸 12 克、黃耆 18 克名加味黃土湯，用於治療先兆流產及功能性子宮出血，其效如神。（《趙錫武醫療經驗》）

# 九十五、柏葉湯

## 《金匱要略》

### 【組成】
柏葉 12 克，乾薑 9 克（各 3 兩），艾葉 9 克（3 個）。

### 【用法】
水煎 2 次取汁，加童便（原方用馬通汁）1 小盅分兌服。

### 【使用標準】
吐血不止，面色萎黃或蒼白，舌淡，脈虛無力。

### 【禁忌證】
實熱旺盛，迫血妄行，或陰虛火亢所致的血證忌用。

### 【醫案】
段××，男，38 歲，幹部，1960 年 10 月 1 日初診。舊有胃潰瘍病，並有胃出血史，前 20 日大便檢查潛血陽性，近因過度疲勞，加之公出逢大雨受冷，飲葡萄酒一杯後，突然發生吐血不止，精神萎靡，急送某醫院檢查為胃出血。經住院治療兩日，大口吐血仍不止，恐導致胃穿孔，決定立即施行手術，遲則將失去手術機會，而患者家屬不同意，半夜後請蒲老處一方止血。蒲老曰：「吐血已兩晝夜，若未穿孔，尚可以服藥止之。」詢其原因受寒飲酒致血上溢，未可以涼藥止血，宜用《金匱要略》側柏葉

湯，溫通胃陽，消瘀止血。側柏葉 3 錢、炮乾薑 2 錢、艾葉 2 錢，濃煎取汁，兌童便 60 毫升，頻頻服之。次晨往診，吐血漸止，脈沉細澀，舌質淡，無苔。原方再進，加西洋參 4 錢益氣攝血，三七（研末吞）2 錢止血消瘀，頻頻服之。次日複診，血止，神安欲寐，知飢飲食，並轉矢氣，脈兩寸微，關尺沉弱，舌質淡無苔，此乃氣弱血虛之象。但在大失血之後，脈證相符為吉，治宜溫運脾陽，並養榮血，佐以消瘀，主以理中湯，加當歸、白芍補血，佐以三七消瘀。服後微有頭暈耳鳴，脈細數，此為虛熱上衝所致，於前方內加入地骨皮 2 錢，藕節 3 錢，濃煎取汁，仍兌童便 60 毫升續服。

**再診**：諸症悉平，脈亦緩和，納穀增加，但轉矢氣而無大便，繼宜益氣補血、養陰潤燥兼消瘀之劑。白人參 3 錢、柏子仁 2 錢、肉蓯蓉 4 錢、火麻仁 4 錢（打）、甜當歸 2 錢、藕節 5 錢、新會陳皮 1 錢、山楂肉 1 錢，濃煎取汁，清阿膠 4 錢（烊化）和童便 60 毫升內入，分 4 次溫服。服後宿糞漸下，食眠俱佳，大便檢查潛血陰性，囑其停藥，以飲食調養，逐漸恢復健康。（《蒲輔周醫案》）

**【按語】**

本方對失血較多或持久失血而病情偏於虛寒性者較為恰當。所謂「止血者，以陽虛陰必走，得暖自歸經也」，即是指此類方劑的作用而言。

若氣虛較甚者，可以加人參以補虛固攝，如見肢厥、脈微，有亡陽之勢者，又應配合參附湯以回陽固脫；若氣陰兩虧，當加阿膠之類以顧護營陰。

# 九十六、大黃牡丹皮湯

## 《金匱要略》

### 【組成】

大黃 12 克（4 兩），丹皮 9 克（1 兩），桃仁 12 克（50 個），冬瓜子 15 克（0.5 斤），芒硝 9 克（3 合）。

### 【用法】

先煎前 4 味，去渣，後入芒硝再煎沸，頓服之。

### 【使用標準】

1. 發熱，惡寒，汗出。

2. 大便秘結，小便如常。

3. 舌苔黃膩，脈弦緊或滑數。

4. 腹診：回盲部有壓痛點和抵抗感，腹力強。

具備以上 4 條可用之，若具備 2、3、4 條也可用。

### 【禁忌證】

1. 本方適用於腸癰實熱之證，因此，老人、孕婦、體質虛弱者，均應慎用或加減應用。

2. 根據各地治療闌尾炎的經驗，凡屬於下列情況者，一般不宜使用本方：

①重型急性化膿性或壞疽性闌尾炎；

②合併腹膜炎，有中毒性休克或腹腔膿液較多者；

③妊娠期闌尾炎合併瀰漫性腹膜炎；

④嬰兒急性闌尾炎；

⑤慢性及復發性闌尾炎；

⑥闌尾寄生蟲病。（《中藥方劑學》，山東中醫學院編）

## 【醫案】

×××，女，50 歲，從 1 年前開始背部出現濕疹，漸蔓延至全身，癢甚劇，產生黑色污濁之瘡痂，滲出分泌物，患者由於癢而夜寐不安，十分苦惱，曾經皮膚病專家治療也未能收效，症狀仍很嚴重。

診後初給予消風散與溫清飲之浸膏末，服後毫未好轉，再細察其腹，發現右下腹有明顯之抵抗和壓痛。

改用大黃牡丹皮湯，大黃、芒硝各用 2 克，服此方後原大便每日 1 次增至 2～3 次，感覺甚佳，污濁之濕疹很快消失，其癢也癒，繼服藥 2 日皮膚已與正常無異。（《漢方辨證治療學》）

## 【按語】

眾多醫書均把右足屈而不伸作為其適應證中的一條，余以為此大為不妥，其所以出現這種症狀，乃是對右下腹疼痛的一種保護性反應，故此使用標準中將其略而不用。

# 九十七、薏苡附子敗醬散

## 《金匱要略》

### 【組成】

薏苡仁 30 克（10 分），附子 6 克（2 分），敗醬草 15 克（5 分）。

### 【用法】

現常用作湯劑，水煎 2 次，分服。若重用附子，則宜先煎。

### 【使用標準】

1. 身無熱，肌膚甲錯，脈數。

2. 腹診：回盲部有壓痛和抵抗感，腹力弱。

具備以上兩條，臨證中方可用之。

### 【按語】

1. 本方仲景雖用其治療腸癰，但其作用非限於此，趙士魁常將其易為煎劑，隨症化裁，施於慢性中耳炎、牙周炎、口腔潰瘍、唇潰瘍、胃潰瘍、肝化膿症、肺內感染、肺化膿症、腎盂腎炎、結腸炎、敗血症、慢性骨髓炎等亦有卓效。並體會到本方力專藥少，對頑癰惡瘍須辨證施量，多服久服，方易收功。

並指出，本方原以薏仁為君，但臨床時須據情通變，因證而異。若濕從寒化，或素體陽虛，膿液清稀者，宜重

投附子；反之濕從熱化，或體質較壯，膿液稠黏者，當主
用敗醬草。如斯，則療效多著。（《上海中醫藥雜誌》，
1984 年 6 期）

2. 李蘭舫介紹用本方治療卵巢囊腫 11 例，其年齡為
30～45 歲已婚婦女，均為單側良性囊腫，其大小為
2×4～5×8 公分，用西藥治療效果不顯而改服中藥。

本方含生薏苡仁 30～60 克、熟附片 5～10 克、敗醬
草 15～30 克。水煎 3 次取汁和勻，日分 3 次服。藥渣加
青蔥、食鹽各 30 克，加白酒炒熱，乘熱布包，外熨患
處，上加熱水袋，使藥氣透入腹內。每次熨 0.5～1 小
時，每日 2 次。如熱象顯著，口乾便結者，附子減半量，
加紅藤 30 克，蒲公英、紫花地丁各 15 克，製大黃 10 克
（後下）；發熱者加柴胡、黃芩各 10 克；口黏苔膩，脘
悶納呆，腹脹便溏，濕邪偏盛者，加土茯苓 30 克，澤
蘭、澤瀉、蒼朮各 10 克，虎杖 20 克；血瘀重者加製莪
朮、三棱、失笑散各 12 克；夾痰者加製南星 10 克、海藻
15 克、生牡蠣 30 克；包塊堅硬者加炮山甲、王不留行各
10 克，水蛭 5 克，炙蜈蚣 2 條。

**結果**：囊腫全部消失；消失時間為 23～65 天，平均
44 天，隨訪半年未復發。（《浙江中醫雜誌》，1987 年
12 期）

# 九十八、桂枝茯苓丸

## 《金匱要略》

### 【組成】

桂枝、茯苓、牡丹皮、桃仁（去皮尖，熬）、芍藥各等份。

### 【用法】

上 5 味，共為細末，煉蜜和丸，如兔屎大，每日食前服 1 丸，病重藥輕而療效不著，可加至 3 丸，亦可改為湯劑（桂枝 6 克、茯苓 12 克、桃仁 9 克、赤芍 12 克、丹皮 9 克）。水煎 2 次，分服。

### 【使用標準】

1. 體質肥胖或壯實，面赤。

2. 頭痛，頭暈眼花，肩凝，易激動。

3. 脈沉緊而遲。

4. 腹診：左、右臍旁，特別是左下腹部能觸覺堅實之抵抗感或壓痛，腹力呈中等度。

具備以上 4 條，或有第 4 條，再兼有其他的任何 1 條或 2 條；或單純具備第 4 條而無便秘者均可應用本方。

### 【醫案】

1. ×××，女性，48 歲，從 1 年前開始出現月經不調，診斷為更年期障礙，曾用激素類藥物治療。患者心情

急躁，外出時頭腦欠清楚，眩暈發作時不能步行，天氣不好則覺症狀特別嚴重，並有頭痛、心動悸、腰痛、頸凝痛、左下腹抽筋樣疼痛以及頭暈眼花、足心發熱、浮腫。

診之，體格一般，面色赤，脈沉而硬，腹部充實，左臍旁至臍下有抵抗與壓痛。血壓 170／110mmHg。投以桂枝茯苓丸煎劑，服藥 10 日後諸症減輕，腹證也好轉，血壓降至 145／95mmHg，繼服數月而癒。

2. 患者 3 人，女性，結婚 4 年或 8 年不妊，體質相似，均為肥胖之女性強壯型，曾患子宮內膜炎或卵巢炎等疾。診之，3 人面色均佳，面赤，腹部脂肪厚，柔軟，下腹部與臍左右有抵抗與壓痛。均給予桂枝茯苓丸煎劑，服後皆獲顯效。

3 人從 1 月或 3 月後分別妊娠，其惡阻甚劇者，曾用小半夏加茯苓湯（半夏 8 克、茯苓 5 克、生薑 5 克），煎後候冷，每用少量慢慢冷服而惡阻之症狀平息。其 2 人改用當歸芍藥散，後 3 人均順產。（以上 2 醫案均摘自《漢方辨證治療學》）

3. 吳××，男，56 歲，農民，患多囊肝合併多囊腎 10 年餘，因病情日益加劇於 1986 年 11 月 6 日來我院就診。患者呈慢性病容，表情苦楚，形體消瘦，面色萎黃，下肢浮腫，右上腹脹滿疼痛，納差，精神不振，倦怠乏力，形寒肢冷，腰痠痛，勞動則症狀加重，右腎區稍膨隆，壓痛明顯，拒按，時常伴有頭昏頭痛，耳鳴心悸，失眠多夢，性慾減退，遺精頻作，便溏，並經常感冒等，舌質偏紅，苔白中心稍黃而潤，脈沉澀無力。

　　超音波檢查提示左肝葉有 20 餘個大小不等之液暗區，大者約 7×12mm，小者如黃豆大，右腎區有 6 個液暗區，大者約 5×11mm，小者 3×7mm。西醫診斷為多囊肝合併多囊腎。中藥以桂枝茯苓丸（湯）加味：桂枝、桃仁、澤瀉各 10 克，茯苓 20 克，白芍、淫羊藿各 12 克，牡丹皮、白朮各 15 克，麝香 2 分（兌服），紅參 5 克（薰兌），水煎服，日 1 劑。

　　配合肝泰樂、齊墩果酸片護肝西藥。服前方 10 劑後，諸症減輕。二診守方減麝香、紅參，加刺蝟皮、白朮、柴胡，又進 20 劑。三診時，脅痛腰痛均明顯減輕，右腎區膨隆壓痛消失，尚能參加輕微勞動。又囑繼服上方 1 月，1987 年元月底複查超音波及肝功正常，臨床痊癒，囑服桂附八味丸等 1 月以善後效，隨訪至今無復發。（《中西醫結合雜誌》，1988 年 8 期）

## 【按語】

　　1.《金匱要略》云：「婦人宿有癥病，經斷未及三月，而得漏下不止，胎動在臍上者，為癥痼害。妊娠六月動者，前三月經水利時，胎也。下血者，後斷三月衃也。所以血不止者，其癥不去故也，當下其癥，桂枝茯苓丸主之。」

　　國內醫家運用本方，其主治和適應證大都據此。但是隨著醫學的發展，本方的治療範圍越來越廣。日本的《漢方辨證治療學》記載本方治療的疾病 16 種之多，本使用標準就是據此採用數理統計之法整理而成，臨床中自覺得心應手，因此特奉獻同道供臨證中參考。

2. 劉順俊介紹用桂枝茯苓丸加減治療皮膚變應性結節性血管炎 30 例，現簡介如下：

本方含桂枝、丹皮（去心）各 10 克，茯苓 15 克，赤芍 12 克，桃仁（去皮尖，搗）9 克。水煎服，日 1 劑，每次 100ml，空腹溫服 3 次。

氣虛者加黃耆 60 克；血瘀盛者加三棱、莪朮各 6 克；熱重者加黃柏 10 克；下肢浮腫者加漢防己 12 克，冬瓜皮 15 克；皮膚結節大而不易消退者加當歸尾 15 克、丹參 12 克。結果，痊癒（皮下結節消散，低熱、關節疼痛消失，隨訪 3 年來復發）23 例，好轉 5 例，無效 2 例。（《湖北中醫雜誌》，1988 年 2 期）

# 九十九、當歸芍藥散

《金匱要略》

**【組成】**

當歸 9 克（3 兩），芍藥 9 克（1 斤），川芎 6 克（半斤，一作 3 兩），澤瀉 12 克（0.5 斤），白朮 12 克（4 兩），茯苓 12 克（4 兩）。

**【用法】**

上藥研末為散，每次服 6 克，酒和，1 日服 3 次，亦可作湯劑。

**【使用標準】**

1. 體瘦，面色㿠白。

2. 腰痛，倦怠，眩暈耳鳴，心動過速。

3. 腹中拘急，綿綿作痛，小便不利，足跗浮腫。

4. 腹診：臍旁抵抗壓痛，臍斜下方抵抗壓痛，喜暖，時有振水音，腹力弱。

具備以上 4 條即可用，若具備 1、2、4 也可用。

**【醫案】**

1. 陳××，女，35 歲，體瘦面白，患病月餘。自述每當食後即瀉，1 日多則 7～8 次，甚至吃點水果等也要腹瀉。小腹綿綿作痛，西醫疑有腸結核，但其病史、血沉等不支持診斷，治療多日，獲效甚微，遂來我處要求中醫

治療。

**症見**：腰痛倦怠，納差，腹中拘急綿綿作痛，小便不利，足跗浮腫。

**腹診**：臍旁抵抗壓痛，臍斜下方抵抗壓痛。

《金匱要略》云：「婦人腹中諸疾痛，當歸芍藥散主之。」遂疏原方 3 劑，水煎服，以觀進退。

**二診**：自述服藥 1 劑，則食後腹瀉之症銳減，3 劑後諸症若失。為鞏固療效，又進 6 劑，2 年未發。

2. ×××，女，28 歲，辦事員，婚後 4 年未妊，婦科檢查認為由於子宮發育不全所致。患者體瘦，面色㿠白，有嚴重之寒冷症，易疲勞，月經量少，脈腹診均軟弱無力，血壓低，屬虛證。

給予當歸芍藥散煎劑。服藥後身體轉暖，面色與皮膚色澤轉佳，疲勞減輕，服至 3 月後，第 4 月停經，並開始出現輕微惡阻現象，後惡阻平息，順產 1 男，後隔 1 年又產一雙胎，連獲 3 子。

後患者又帶同車間的女工兩人來診，兩者均為 3 年以上不妊，診之，體質大致同前患者，給予同方。其一人服藥後僅 1 月而妊娠，另一人在 2 月後妊娠，皆持續服用，而均順產。（《漢方辨證治療學》）

【按語】

本方不僅廣泛應用於婦科疾患，而且在內科、外科中亦常用本方。有關本方的主治和適應證，歷代醫家多有闡發。近年來也不乏報導。

如日本人湯本氏認為「婦人胃及子宮痙攣，用本方，

多有奇效。」雄野一雄論述則更為詳細，他認為本方「是一種體質改善藥，因此可用於預防疾病」。他曾用於「虛證、貧血性、寒性述有神經症狀者。呈疲勞倦怠性，眩暈，耳鳴，肩痠痛，頭痛，頭重，心悸亢進，失眠等症狀，男女皆可用」。還用於「女子月經過多或過少，經閉，帶下，子宮出血，痔瘡，脫肛，凍傷，神經痛，風濕病，習慣性流產，分娩早期破水，子宮脫出，不孕症，半身不遂，腎臟疾病，妊娠水腫，腹痛，心臟瓣膜病……」

岳美中指出本方的適應證是：男女老幼臍旁至胸下攣急痛，婦人子宮痙痛，頭目眩暈，心悸，心下驚，肉瞤筋惕（都是水氣為患），目赤痛（目赤是水氣並血上凌，目中粉赤色，不似暴發火眼之深紅色並腫，當細辨），面色萎黃，有貧血傾向，腰膝易冷，小便頻數或不利，浮腫，習慣性流產，月經痛，慢性腎炎，腳攣等。

現就本方治療婦科腹痛、慢性闌尾炎、黃褐斑、腹部術後疼痛等加以簡介，供同道參學。

1. 當歸芍藥散治療婦科腹痛 206 例臨床觀察。取當歸 1 份，芍藥 5.6 份，川芎和澤瀉各 2.7 份，茯苓和白朮各 1.3 份，共研細粉，裝入膠囊。每粒含生藥 0.4 克。一般口服 5 粒／次，日 3 次，15 日為 1 療程，連續觀察 3 療程。痛經患者則視腹痛輕重不同，分別在經期前 3～7 日開始服藥直至經期結束。

凡肝脾失調，濕阻血瘀所致產後、妊娠、經期、崩漏、雜病諸腹痛，均為本方之適應證。

**結果**：臨床治癒 99 例，占 48.1％；明顯好轉 47 例，

占 22.8％，好轉 28 例，占 13.6％；無效 32 例，占 15.5％。總有效率為 84.5％。一般服藥後自覺症狀均有改善，尤以腰腹痛改善較為明顯而迅速，多在 1 週內見效。（《浙江中醫雜誌》，1988 年 1 期）

2. 當歸芍藥散治療慢性闌尾炎 102 例。

**湯劑：**當歸、川芎各 10 克，赤芍 50 克，澤瀉 25 克，白朮、茯苓各 12 克，加水 1500ml，煎至 600ml，分 3 次飯前服，日 3 次，病重每 6 小時 1 次。

**散劑：**川芎、當歸各 45 克，赤芍 250 克，澤瀉 125 克，白朮、茯苓各 60 克，為細末。每次 10～15 克，日 3 次，飯前用黃酒送服。

本組患者均以湯劑為主。發作期或化膿初期伴輕度腹膜炎者，加敗醬草 30～60 克；膿液清退後，配以散劑；併發慢性周圍膿腫，湯劑加附子 10～15 克，兼服散劑。

**結果：**痊癒 88 例，占 86.27％，顯效 9 例，占 8.28％，好轉、無效各 2 例，占 1.96％，惡化 1 例，占 0.98％，總有效率 96.19％。（《國醫論壇》，1988 年 1 期）

3. 加味當歸芍藥散治療黃褐斑 235 例。藥用當歸、炒薏苡仁各 30 克，赤芍、川芎、白朮、附子、白芷、天冬、穀砂、甘草各 9 克，茯苓 15 克，玉竹 12 克。

肝鬱氣滯加柴胡、香附；血瘀加桃仁、紅花、澤蘭；血熱加丹皮、炒梔子；氣虛加炙黃耆、黨參；血虛加阿膠、雞血藤；濕滯加蒼朮、豬苓、澤瀉；腎陽虛加附子、肉桂；腎陰虛加生地、石斛。日 1 劑，水煎服。

外用自製防曬養榮潤膚活血祛斑霜（含人參、三七、紅花、當歸等）塗面部，每2～3次。

**結果**：痊癒58側，顯效69例，有效87例，無效21例。（《北京中醫學院學報》，1987年5期）

4. 王淳氏用本方加甘草治療術後腹部疼痛，獲效顯著，並指出：

腹為太陰所主、肝脈所循。術後腹痛，拘急而拒按，顯與土虛木鬱，肝鬱不和有關。本方芍藥重用倍於他藥以抑肝木安脾土，輔以白朮健脾益氣，歸、芎調肝養血，茯苓、澤瀉洩濁陰而通清陽，加入甘草一味，用意在於伍芍藥以緩急止痛。

諸藥合用，有培土抑木、調和氣血、洩濁通陽、緩急止痛之功，對腹部術後疼痛由於肝脾不調、氣血不和兼有濕瘀互阻者甚為合拍，故能療效顯著。（《新中醫》，1987年4期）

# 一〇〇、甘麥大棗湯

《金匱要略》

【組成】

甘草 9 克（3 兩），小麥 30 克（1 升），大棗 6 枚（10 枚）。

【用法】

水煎 2 次，分服。

【使用標準】

1. 言行失常，或無故悲傷或喜怒不節者。

2. 心煩不得眠，或恍惚多夢，或坐臥不安或身如蟻走樣者。

3. 多汗，口乾，不思飲食，大便秘結，常數日不更衣者。

4. 怕一切聲光，怕與人交談，喜獨居暗室者。

5. 腹診：左腹直肌攣急，或右脅下臍旁拘急，有結塊者。

臨床運用時，以上 5 條不必悉具。

【按語】

1. 應用本方時，可隨症加減，如心悸，易驚，寐差，可加當歸、遠志、茯神、炒棗仁、柏子仁，或加龍骨、牡蠣以重鎮之；如心煩易怒，鬱鬱寡歡者，可加合歡皮、玫

瑰花、廣鬱金，或合逍遙散；陰虧較甚者，合百合地黃湯。

2. 本方非為臟躁所主，亦可用於他病。如段群錄等用本方加味結合西藥治療小兒紫癜性腎炎 19 例，可謂善用本方，故簡介之，以供參考。

**治療方法**：中藥以甘麥大棗湯為主，隨症加減：發熱咽痛加銀花、黃芩；血壓高加夏枯草；浮腫加白茅根、車前草；血尿加三七、大小薊。此即加味甘麥大棗湯（方名自擬），藥量按年齡不同增減，療程視病情而定，最短 1 個月，最長 3 個月。

西藥以免疫抑制劑為主，強的松每日 1～2mg/kg，視病情應用 1～3 個月後逐漸減量至停用；氨肽素 3～5 片，1 日 3 次；重症用氟美松 1～2mg/kg 靜脈滴注，每日或隔日 1 次，3 次為 1 療程。

**療效標準**：症狀、體徵消失，尿常規化驗連續 3 次以上正常為臨床治癒；症狀、體徵消失，尿常規化驗明顯改善為顯效；連續治療 3 個月以上，症狀、體徵有改善，但尿常規化驗無明顯進步為無效。

本組 19 例，治癒 15 例，占 78.9％；顯效 3 例，占 15.8％；無效 1 例，占 5.3％。其中 10 例隨訪 1～5 年，尚未發現復發及轉為慢性腎炎。（《中國中西醫結合雜誌》，1988 年 8 期）

# 一〇一、半夏厚朴湯

## 《金匱要略》

### 【組成】

製半夏 12 克（1 升），厚朴 9 克（3 兩），茯苓 12 克（4 兩），生薑 9 克（5 兩），蘇葉 6 克（2 兩）。

### 【用法】

水煎 2 次，分服。

### 【使用標準】

1. 胸脘滿悶，兩脅攻撐，或痰涎壅盛，上氣喘急或痰飲中脘，噁心嘔吐。

2. 咽中有物，吐之不出，咽之不下。

3. 腹診：有時心下痞硬，或有振水音，華蓋穴多有壓痛。

4. 苔白膩，脈弦滑。

臨證中若具備 1、3、4 或 2、3、4 者均可用。

### 【按語】

本方雖為治療梅核氣之主方，但對氣滯不暢，痰濕內結諸症加減用之，常有良效。

# 一○二、膠艾湯

## 《金匱要略》

### 【組成】

川芎9克（2兩），阿膠9克（3兩），甘草6克（2兩），艾葉9克（3兩），當歸9克（3兩），芍藥9克（4兩），乾地黃12克（6兩）。

### 【用法】

水煎2次，去渣，加入阿膠烊化，分服。

### 【使用標準】

1. 少腹疼痛，月經過多，甚則崩漏不止。

2. 妊娠下血，胎動不安。

3. 產後或流產後惡露淋漓不斷者。

4. 舌淡紅，脈虛細。

若具備第4條，再兼見其餘任何一條即可使用本方。

### 【禁忌證】

1. 血熱妄行，或癥瘕礙胎，以致胎動下血者，禁用本方。

2. 應用本方，須對妊娠性質加以鑑別。對生理性妊娠，而符合本方證者，當予本方安胎止血；病理性妊娠（如葡萄胎、泡狀胎等），則以墮胎為要。若醫者不察，妄以本方施治，非唯不效，反致償事。

## 【按語】

　　本方治婦女崩漏、胞阻或先兆流產，對血虛衝任損傷者有卓效。一般腹不痛者，去川芎；血多者，當歸宜減量，加貫眾炭、地榆炭、棕櫚炭；氣虛明顯或少腹下墜者，加黨參、黃耆、升麻；腰痠痛者加杜仲、續斷、桑寄生等。

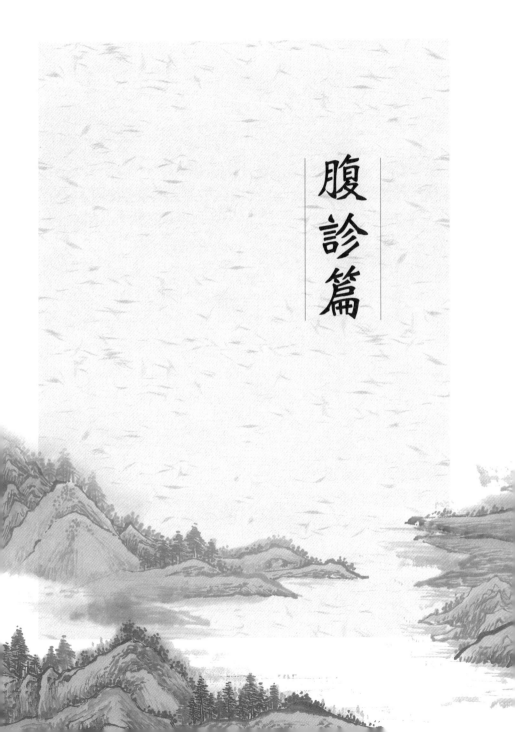

腹診篇

　　腹診，作為日本漢方醫學的診察方法已有 300 多年的歷史。日本漢方醫學家認為，據於一定的腹證，可決定漢方醫的診斷、疾病的證而處方投藥。因此凡漢方醫門診、病房的病志，均特設有腹診專頁，並預先繪製空白腹象圖，醫者診察病人之後寫病志時，在空白腹象上註明腹證之各種診象，以此作為重要的診斷依據之一，可見腹診在日本漢方醫學中占有重要地位。

　　鑒於此，本文擬簡介日本漢方醫之腹診起源、理論根據、腹診方法以及常見腹證之辨證，最後參以己見，即對腹診的評價，供中醫界同道理論研究和臨證參考。

# 一、腹診之起源、派系與理論根據

## （一）腹診之起源

　　日本醫家在德川時代開始提倡腹診，據日本醫學史和有關文獻記載，最初倡導腹診者為竹田定加（1573—1614），如日本《皇國名醫傳》載：「候腹之法，其起久矣，天正慶長年間，竹田定加（號陽山）著《診腹精要》首倡；其後，松崗意齋和北山道長著《腹診法》、高井直茂著《元仙腹診》、淺井惟寅著《內證診法》、高村良務著《腹診秘傳》等，對腹診均有發揮。」

　　亦有說腹診之倡導者始於五雲子，認為《五雲子腹診法》為日本最早之腹診專著，據日本《皇國醫事年表》載：「五雲子歿於 1660 年，姓王，字寧，中國福建人，慶安中加入我籍，在長崎行醫，後轉至奧州秋，更在江戶

名聲大振。」

　　另據《診病奇侅》附錄《五雲子腹診法》跋：「診腹之法，唐山（指中國，編者加）反無其說，五雲子之於術，豈有宿得，抑入我籍之後，觀我醫之伎，就有發明乎。」故日本最早倡導腹診者，究為何人，其說紛紜，尚未趨一致。

### （二）腹診之派系與理論根據

　　日本醫家從德川時代起，對腹診著書立說者如雨後春筍。據大塚敬節氏報導，日本現有腹診專著書籍達 77 種，其中屬於「難經派」36 種、「傷寒派」36 種、「折中派」5 種。另外有書名並有作者但未見其書者 28 種。由此可見，日本醫家重視腹診之程度。

　　在日本漢方醫界最為推崇之腹診書籍為《腹證奇覽》和《腹證奇覽翼》。

### 1. 「難經派」腹診：

　　此派系腹診之形成，最初由針師所開闢。杉山和一著《選針三要集》，有「針師不懂經絡，百病皆有腹推測」的記載。就是說，當時的針師無視經絡，將腹部與臟相配以此診斷「邪氣之位置、判定臟腑之虛實、疾病之預後、治療之方針」。

　　此派系的腹診理論根據為「腎間動氣」，其腹診方法由「按之牢若痛」衍生而成。其理論根據和方法均源於《難經》八難、十六難、六十六難。

　　如「腎間動氣……此五臟六腑之本，十二經之根，呼吸之門，三焦之源」；「臍下腎間動氣者，人之生命也，

十二經之根本也」;「臍左有動氣,按之牢若痛……有是者肝也。」

德川時代名醫森中虛鑽研《難經》有很深的造詣,其名著《意仲玄奧》(1696 年成書)論述腹診理論根據以及腹部與五臟相配等甚為詳盡。他認為「腎間動氣」可識死生吉凶,如說:「觀病人之腹,切腎間動氣之所在,識死生吉凶。」同時他還認為病家臍上或右或左均可發生動氣,臍左動氣,診斷肝病;臍右一帶為肺屬,此處有動氣,死期將近;……中脘動氣,可診脾胃強弱;臍下有動氣,診腎之盛衰。

「難經派」腹診代表作為《診病奇侅》。該書作者為多紀元堅(1795 年生),他集前人腹診之大成編輯成書,共有 4 種版本,第 1 種版本天保四年(1833 年)出版,共蒐集北山壽安、森中虛、堀井對時等 17 家腹診書之精要;第 2 種版本除上述 17 家外,又增補竹田陽山、味崗三伯等 10 家腹診論著之內容;第 3 種版本由松井子靜編譯成中文本,成書於明治二十一年(1888 年),譯此目的,擬將日本之腹診介紹給中國醫家,這也是日本第一次向我國輸出漢方醫書,同年(光緒戊子年)在上海印刷發行;第 4 種版本為石原保秀(1877—1943 年)校訂本,昭和十年(1935 年)刊行。

此書為何名為《診病奇侅》,所謂「奇侅」,據日本醫家解釋,望聞問切四診為中醫診斷之正法,而腹診為四診之外另一法,故名「奇侅」。

## 2.「傷寒派」腹診：

此派系之鼻祖為後藤艮山（1659─1733 年），其名著為《艮山腹診圖說》。該派系後繼之名醫，人才輩出，腹診專著甚多。被稱為日本古漢方派之泰斗者吉益東洞（1702─1773 年）極為重視腹診。

他說：「腹者有生之本，故百病根於此焉，是以診病必候其腹。」又說：「先證不先脈，先腹不先證也。」強調診病必須候腹。

此派系腹診源於《傷寒論》和《金匱要略》之諸腹證。如「胸脅苦滿」「脅滿」「心悸」「臍下悸」「心下悸」「心中悸」「心動悸」「心下堅築」等。

此派系不僅論述腹證之診法，而且有論治和方藥。如後藤艮山治療「心中悸」用半夏、茯苓；「心下悸」用茯苓、甘草；「臍上動」用大柴胡湯、厚朴枳實湯；「臍旁動氣」為大腸濕熱，方用厚朴七物湯、厚朴三物湯；腹中一側硬而脹者，按臍有動氣者，有內實證，用攻下法；無動氣者為內虛，方用四逆湯、理中湯之類。

「傷寒派」腹診源於《傷寒論》《金匱要略》已如上述，但其診法和部位也有源於《內經》者。如稻葉克文禮（1805 年歿）著《腹證奇覽》序言曰：「古有言，病所根在腹，探以知其壅滯，古謂之診尺，以自鳩尾至臍一尺也。《靈樞·論疾診尺篇》曰：『黃帝問於岐伯曰：余欲無視色持脈，獨調其尺，以言其病，從外知內，為之奈何？岐伯曰：審其尺之緩急大小滑澀，內之堅脆，而病形定矣』，又《內經》曰『尺內兩旁，則季脅也。』又按脈

動靜，循尺滑澀寒溫之意，視其大小，合之病態，且古人言疾必言腹心，然則腹診之於治療，莫先於斯。」

這裏引用《靈樞》診尺，既有望診又有切診，但其診尺之部位與我國歷代醫家認識不一，文中「獨調其尺」，一般理解「尺」為尺膚，其部位在肘至腕之皮膚，而日本醫家將「尺」之部位理解為鳩尾至臍（神闕）。筆者認為「尺內兩旁，則季脅也」之「尺」，不論從全文理解，或從字意理解，其部位在尺是正確的。

「傷寒派」腹診之代表作為《腹證奇覽》。該書集各家腹診之精華而編著。作者為稻葉克文禮，成書於 1800 年。書中既論述腹診之方法，又強調腹證之辨證，並且有治療之藥，更為可貴者，每一方證均附有形象化之腹診圖，使讀者一目了然。稻葉克文禮師於吉益東洞之信徒鶴泰榮門下，勤學「傷寒派」腹診法，他為了精益求精，遍歷日本各地，蒐集諸家腹診專著，1793 年在遠州賓松與和九田叔虎相遇，並收其為門徒，師生肝膽相照，共同鑽研腹診技術。

文禮病故後，叔虎繼師業，於文化六年（1809 年）著《腹證奇覽冀》初篇出版；天保四年（1833 年）二篇出版，永嘉六年（1853 年）三、四篇出版。1981 年 5 月間，醫道日本社復刻《腹證奇覽》《腹證奇覽冀》，二書合版為《腹證奇覽》（全），並由日本當代名醫大塚敬節、矢數道明解題，已正式出版。自昭和初年日本漢方醫學復興以來，《腹證奇覽》最為流行，漢方醫家之腹診法多以此為據，運用於臨床。

# 二、腹診的目的、內容及方法

## （一）腹診的目的

在現代醫學中，腹診著眼於探知腹部臟器的形狀、有無腫物，或者決定肌肉的緊張性、防禦性以及壓痛點反應等。日本漢方醫學透過腹診察知特定的腹證，決定疾病的虛實，這是基本原則。

## （二）腹診的內容

①腹壁的軟硬，即腹力。包括腹壁的緊張度、彈力性，特別是腹直肌的緊張狀態。②有無硬結、壓痛。③腹內部的狀態，如胃內有無停水、腸管蠕動情況等。④腹部大動脈的搏動有無亢進，以及搏動程度，其他尚有心下痞（硬）、胸脅苦滿、小腹急結（或不仁）、上腹部和下腹部的比較等。此外，腹診中也包括對胸部的診察，如心臟部位的動悸（虛裏之動）、肋間部位狀態等。

## （三）腹診的方法

綜合日本各家之腹診，其手法大致分為覆手壓按法和三指探按法，有時兩者可相互使用，不拘何法。凡腹診時，病人仰臥，兩腿伸直（這與現代醫學中的腹診不同，應加注意），兩手放在身體兩側，全身放鬆，心情平靜，醫者坐或立於病人右側施術。

1. **覆手壓按法**：醫者以右手掌覆於患者之胸腹，五指微浮起，先徐徐撫摸胸上 2～3 次，然後撫摸腹部。診時手掌輕輕隨患者呼吸行之，無阻其氣，再漸漸重按，左旋右還，候胸腹內之靜躁，診肌膚滑澀潤燥，《診病奇侅》

曰：「凡按腹專用左手，右手亦非不可，唯使左為佳。先將左手掌上齊鳩尾，魚際當右肋端，掌後側當左肋端，指根當中脘，始輕輕按過，漸漸重按，三處進推，左旋右還，按動無休，不宜少移，良久掌中與腹皮相摩，其間似熱非熱，溫潤以汗為度，如是則掌下腹裏，滯結之氣，融合解散，莫不猶開雲見日也，唯以久按靜守半時許為妙。」

　　2. **三指探按法**：醫者以右手食、中、無名指之側，微微按腹皮，審候凝滯，結聚，若探按有結聚，宜辨大小以及痛與不痛。如按有微小之徵，再以中指探按之，或以三指直立深探，以察腹底之候。

　　《腹證奇覽冀》曰：「以右手食、中、無名指之側，上自缺盆起，逐漸移於左右肋骨之間細探之。……沿左右季肋，乃至章門，返回再脘邊至臍，探按左中右幾行（始於任脈、二行三行及兩肋下，章門下行而按之）……按少腹左中右，亦同幾行……」

# 三、常見腹證之辨證

　　腹診的目的主要是辨腹證以察虛實。辨腹證之前，必先識體之肥瘠、氣之虛實、膚之潤燥、肚腹之大小、男女、少壯、老人之異，次辨各種腹證。

　　1. **腹力**：是判斷疾病虛實的重要指徵。診察方法是醫師用手掌從患者胸脅開始一直到小腹全部。按「井」字型上下左右觸壓以決定患者的腹力。或者以臍為中心，按日

語假名「の」字型，移動手掌進行診察，判斷患者的腹力。腹力的程度：以中等度為基準（定為正常），是指無論輕取或重按，腹力均無太強或太弱的感覺。

　　實者：比正常腹力強，分為稍強，強及強實；虛者：比正常腹力弱，分為稍弱、弱及無力，如小柴胡證腹力是中等度；大柴胡證的腹力是強實或強，柴胡桂枝湯證的腹力是稍弱；而真武湯的腹力是弱等。

　　值得注意的是，虛證患者有時因腹肌緊張如棒狀的腹證，從而誤診為實證，此時必須要診察患者腹肌外緣部分的腹力加以鑑別。

　　**2. 平人（指正常人）之腹**：平人之腹，皮膚周密不粗，宗筋端正，細理條長，任脈微凹，至臍按之有力，推之不拘攣，少腹充實，肥膩如凝脂，溫潤如撫玉，肢肉惇惇，血色潔淨，不肥不瘦，清陽布揚，濁陰歸腑。少壯之腹，上虛下實為常態；老人之腹，下虛上實為常態；臍下軟弱，臍上堅強，少人為變，老人為常；臍上軟弱，臍下堅強，老人有壽，少年無妨。

　　**3. 辨虛裏**：腹診必先診虛裏之動否。人之生以胃氣為本。《診病奇侅》曰：「虛裏者，胃之大絡，而元氣之表旌，死生之分間也。」

　　故虛裏之動否，可辨病之輕重，其動在左乳下，按之應手，動而不緊，緩而不迫者，宗氣積膻中，此為常；其動洪大彈手，上貫膻中，氣勢及於缺盆者，宗氣外洩，諸病有此候者，為惡兆；若虛裏數而時絕者，病在胃中之候，若動結澀者，內有癥瘕之候。凡此大動者，與絕而不

應者，其胃氣絕也，亦為凶兆。

4. **候五臟**：日本醫家根據《內經》《難經》有關論述，把五臟與腹相配而運用於腹診，藉以判明虛實。

（1）診肝：《素問・臟氣法時論》曰：「肝病者，兩脅下痛引小腹」；「《靈樞・經脈篇》曰：肝經「布脅肋」。

故肝病者，腹診兩脅，輕按脅下，皮肉滿實而有力者為肝之平，兩脅下空虛無力者為肝虛、中風和筋病之候。據《診病奇侅》載：「男子積在左脅者多屬疝氣；女子塊在左脅者多屬瘀血，動氣在左脅者肝火亢也。」

（2）診心：《靈樞・本臟篇》曰「無骬者心高」；《靈樞・九針十二原》曰：「膏之原出於鳩尾，鳩尾一；肓之原出於脖胦（註：此乃穴位名稱，亦稱「氣海」，屬任脈經），脖胦一。」

故心病者腹診須候鳩尾，輕按有力而無動氣者，心堅之候；輕按有動氣，重按其動有根者，心虛之候；手下跳動，重手卻無根者，觸物驚心之候，心下動氣，牽臍間者，心腎兼虛；心下有動氣，身如搖者，心神衰乏之候；一切痛在下部者，動氣乍見心下，或心痛如刺，逆嘔噦者，難治之候。

（3）診脾：《難經・四十四難》曰：「太倉下口為幽門，大腸小腸會為闌門。」此為傳送幽陰，分闌化物，輸當臍下一二寸之分，名曰下脘、水分。胃氣之所行也。故此可診脾胃之盛衰。

臍上充實，按之有力者，脾胃健實之候；臍上柔虛，

按之無力者,脾胃虛損之候;臍上虛滿,如按囊水者,胃氣下陷。

（4）診肺:《素問・刺禁論》曰:「鬲肓之上,中有父母」,此心肺之謂也,故胸者肺之候;左右膈下膚潤,舉按有力者,肺氣充實之候;輕按胸上,腠理枯而不密者,肺虛之候;左右膈下柔虛,隨手陷者,胃氣下陷,肺氣大虛之候,其人多為短氣。

（5）診腎:《難經・六十六難》曰:「臍下腎間動氣者,人之生命也,十二經之根本也。」故按臍下和緩有力,一息二至,繞臍充實者,腎氣之是也;一息五六至屬熱,手下虛冷,其動沉微者,命門之大虛也;手下熱燥不潤,其動細數,上至中脘者,陰虛之動也。按之分散者,一止者,原氣虛敗之候;一切卒病,諸脈雖絕,臍尚溫者,其動未絕,仍有復甦之機。

般而言,左右鎖骨下部屬肺,心窩部屬心,左右季脅部屬肝,臍上部屬脾,臍下部屬腎。五臟在胸腹部的分屬(見圖1)。診察時注意些部位的皮膚狀態,腹壁的緊張度、壓痛、硬結以及搏動狀態等,作為診斷的依據。

對於五臟在胸腹部的分屬,也有不同的看法,如右側腹部屬肺,左側腹部、臍部屬脾等。

5.**心下滿**:心下滿,一般指上腹部緊張,有自覺、他覺和自覺他覺均滿之別。成人之腹,下腹比上腹膨滿為佳,反之為疾,心下滿實證居多。

6.**心下痞硬**:患者自我感覺心窩部有壓悶感,他覺為心下部腹壁緊張者,稱為心下痞。痞被視為氣滯的證候。

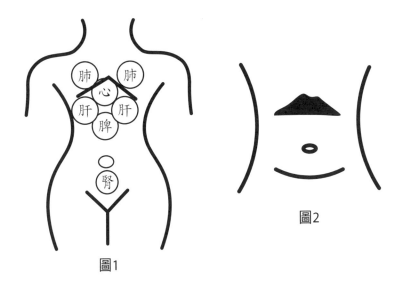

圖1

圖2

此時如伴有壓痛，則稱心下痞硬，是半夏瀉心湯、甘草瀉心湯、生薑瀉心湯等湯證的腹證（見圖1）。

在大柴胡湯、小柴胡湯等柴胡劑的方證中，與共同存在的心下痞硬也很多見。

7.**心下痞堅**：指比心下痞硬的程度更重的症狀。在心下部稱做中脘頂點的地方，可以發現呈菱形、硬而沒有彈力的抵抗壓痛帶，即使輕按，壓痛也明顯。若為實證（指下腹部充實飽滿有力），是木防己湯的腹證，若為虛證（指下腹部柔軟無力）則是茯苓杏仁甘草湯的腹證（見圖2）。

8.**心下石硬**：在心下部呈石樣堅硬，可在腳氣衝心時出現，是使用大陷胸湯的腹證。

9.**心下軟和心下痞硬相反，雖然有心下痞，按壓之，反覺無抵抗，軟而無力**（古籍軟謂「濡」）。如「心下

痞，按之濡，其脈關上浮者，大黃黃連瀉心湯主之。」

筆者認為對心下軟、心下滿、心下痞硬、心下痞堅、心下石硬之心下部腹壁緊張之程度當以按口唇、鼻尖、前額之硬度進行辨別，則更為簡潔明快。如心下部按之如口唇者，為心下軟或心下滿，按之如鼻尖者為心下痞硬，按之如前額者，為心下石硬，而介於鼻尖、前額之中間者為心下痞堅，以上錄之，僅供參考。

10. **腹皮拘急**（腹直肌緊張）：診察方法是把食指、中指、無名指並齊，稍稍斜置於腹直肌之上，從季肋部開始到腹直肌的恥骨附著部，從上到下，分別左右兩側觸壓，仔細鑑別緊張部分和正常部分。

左右兩側腹直肌緊張可能呈現強、中等和較強等不同程度，辨別其虛實主要決定其腹力。若左右兩側腹直肌緊張、腹力強，是瘀血證，多宗桃核承氣湯、桂枝茯苓丸、當歸芍藥散；若腹力弱則多是小建中湯的腹證，或是桂枝加芍藥湯、黃耆建中湯的腹證（見圖 3）；若腹力是中等度則是芍藥甘草湯的腹證，再伴有惡寒、下肢冷則是芍藥甘草附子湯的腹證下，若右側腹直肌緊張的為水毒證，可用苓桂朮甘湯或苓薑朮甘湯。上半部腹直肌緊張，是指腹直肌上半部，即臍以上部分緊張，臨床實踐中，右側腹直肌緊張較左側多見，上半部腹直肌緊張伴心下痞硬和右側胸脅苦滿是大柴胡湯的腹證（見圖 4）。

若腹力呈中等度或稍弱，同時伴有中等度胸脅苦滿，則為柴胡桂枝湯的腹證；若臍上部的腹直肌緊張，而腹力稍弱，右側也呈現輕度的胸脅苦滿，同時伴有可觸及的臍

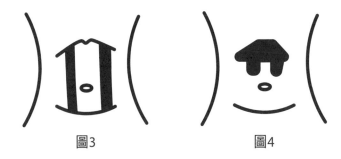

圖3　　　　　　　　圖4

上腹部大動脈搏動，這是柴胡桂枝湯的腹證；若臍上部腹直肌緊張，腹力是中等度，有心下痞硬及左右兩側中等度的胸脅苦滿，則是四逆散的腹證；若臍上部腹直肌緊張以左側顯著，腹力中等度，且能觸知左上腹部大動脈搏動，則是抑肝散的腹證（見圖5）。

　　下半部腹直肌緊張：指雙側腹直肌緊張只見於臍下部至恥骨附著部。若腹直肌緊張呈反八字狀，按之硬而有冷感者，稱為小腹拘急，是八味丸的腹證（見圖6），一般情況下，八味丸的腹證多為軟弱的臍下不仁。

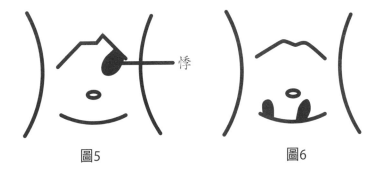

圖5　　　　　　　　圖6

11.**胸脅苦滿**：患者自覺季肋部痞塞充滿，或有苦痛感，醫者在季肋下部，特別是乳和臍的連線與季肋部相交部位，用手指從這個部位向乳頭方向觸壓時，有抵抗和壓痛，這種腹證叫胸脅苦滿，右側出現的機會較多，占80% 以上。

胸脅苦滿和「肝」的關係很密切，是柴胡劑的適應證。若胸脅苦滿顯著，伴心下痞硬，這是大柴胡湯的腹證；若胸脅苦滿為中等度，則是小柴胡湯的腹證，若是中等度以上，而腹力也是中等度以上，同時又能在臍旁觸知腹部動脈的搏動，則是柴胡加龍骨牡蠣湯的腹證（見圖7）。

柴胡劑的其他腹證，還應加入腹皮拘急這一項。不僅僅是柴胡劑，諸如加味逍遙散、補中益氣湯等配伍有柴胡方劑的腹證，也應包括有胸脅苦滿。

12. **心下部振水音**：是指檢查者用手指叩打患者心下部位時，能夠聽到如水的振動音，現代醫學認為是胃體弛緩或下垂，而漢方醫則認為是「水毒」的一種。如果患有這種腹證，應注意到該患者可能存在有眩暈、動悸、耳鳴

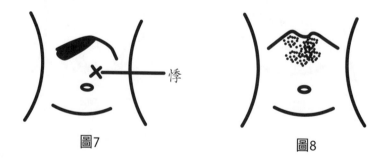

圖7　　　　　　　　　圖8

等症狀。有振水音，伴站起眩暈、心悸，則是苓桂朮甘湯的腹證（見圖 8）；伴咳喘則是小青龍湯的腹證。

其他諸如四君子湯、六君子湯、人參湯、茯苓飲、真武湯、五苓散、半夏白朮天麻湯、茯苓澤瀉湯等，也有振水音這個腹證。

13. **動悸**：腹部動悸為腹大動脈搏動之表現，動而應手，腹滿充實者，觸之難；腹乏力而陷沒者，動悸多顯著。動悸靜者為善候，反之為虛候或惡候。

（1）心下悸：按之逆滿，氣上衝胸，為心下部有痰飲水氣。

（2）臍上悸（或臍下悸）：是指檢查者用手指按壓離臍部 1～2 橫指遠的左上部（或左下部），可以觸知的大動脈搏動。患者若有臍上悸，多具有興奮、不安等各種精神症狀，因此，具有安定作用的方劑，如柴胡龍骨牡蠣湯、柴胡桂枝乾薑湯等證，一定具有臍上悸這個腹證，前者多為實證的腹證，伴有心下痞硬、胸脅苦滿，後者為虛證的腹證，可伴有輕度的胸脅苦滿和心下痞硬。若腹力稍弱，伴潮熱及各種精神症狀，臍上悸則是桂枝加龍骨牡蠣湯的腹證。

若從臍旁左側到心下部，能觸到如棒狀弦勁的搏動，為肝木虛，痰火旺，是抑肝散加陳皮、半夏的腹證，多見於癎證頻發的患者。若臍下悸，其動輕按之即陷下，為腎虛；其動按之陷痛者，為真水不足。

14. **瘀血壓痛點**：瘀血是漢方醫特有的病理概念。若出現瘀血，在下腹部會產生特定的腹證。最常出現的瘀血

腹證是臍旁壓痛點。

壓痛點大多可在臍的斜下方大約二橫指附近查知，且左側多見。壓痛點在腹直肌上，壓之，手指有抵抗感，如向腹後部壓去，會產生放散性疼痛（見圖 9）。

如有壓痛點，腹力呈中等度，伴有月經異常，則是桂枝茯苓丸的腹證（1）；

若腹力和脈搏較弱，是虛證，而同時伴有眩暈、易激動、頭重等則是當歸芍藥散的腹證。臍和左髂骨前上棘的連線中點有壓痛和抵抗感也被認為是瘀血的腹證。若腹力強、便秘潮熱，月經異常亦同時存在，或腹診時有屈膝動作，並訴有疼痛、觸之常有索狀物者，多為桃核承氣湯的腹證（2）。

與此相對應的右側部位，也就是回肓部，如有壓痛點和抵抗感，腹力強且伴有便秘，脈緊或沉，則是實證的腹證，宜大黃牡丹皮湯，急性闌尾炎、卵巢炎多現此症（3）。

若脈弱，腹力軟，沒有便秘，這是居於虛實之間，宜腸癰湯；如脈、腹較前者更弱，是虛證，宜薏苡附子敗醬散。

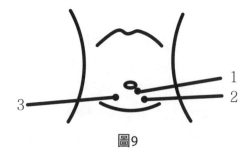

圖9

15. **臍下不仁**：是指與臍上相比較，臍以下腹力更低下的腹證，且多伴有腹部感覺遲鈍，小腹部空虛的感覺。診察的要點是臍上和臍下比較，臍下的腹力比臍上低下，臍下不仁是腎虛的證

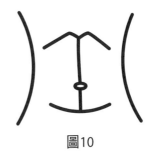

圖10

據，是八味丸的腹證，前述的小腹拘急也是八味丸的腹證，一個方證中存在有軟弱無力和拘急兩種相反的腹證。

16. **正中芯**：是指在腹壁皮膚下，沿正中線，能夠觸知有如鉛筆芯狀的腹證（見圖 10）。此即現代醫學中所說的腹白線。多見於極度消瘦的病人，是虛證的證據。

正中芯從臍上開始直貫臍下，則是真武湯、人參湯、小建中湯等湯證的腹證。若正中芯徵只存在於臍上，則是人參湯、四君子湯的腹證；若正中芯徵只在臍下發現，則認為是八味丸的腹證。

17. **腹軟無力**：全腹軟弱無力，脈亦沉弱，手足冷者，為裏虛之候；若腹壁軟弱無力，又加上腸管蠕動亢進，患者於平臥位，檢查者能夠直接觀察到腸形蠕動波這種腹證，是大建中湯的腹證。如果腹軟弱，但腹底有力者為實證。

18. **腹滿**：按之充實有力且痛者為實滿；按之軟弱無物，不痛而適者為虛滿；腹滿伴有便秘者多為實證；下痢又腹脹滿者為虛證；有腹水而脹者多為虛證；腹滿有力伴便秘而脈有力者為實證；腹滿而皮硬，底無力而脈微弱者為虛證。

## 四、正確評價腹診，創建中醫腹診學

綜上所述可以看出，腹診在《內經》多有論及，在《難經》其方法已具雛形，至《傷寒雜病論》的成書，已形成了較為完整的理論，並廣泛用於臨床實踐。由於歷史的原因，這一診斷方法已瀕臨失傳。從清 1776 年俞根初著《通俗傷寒論》之後到現代兩百餘年的時間，幾乎不被人們提起，然而日本漢方醫家對此卻做了大量的工作，形成了獨具特色的診斷方法。

日本漢方醫家曾自豪地說：「承襲中國傳統醫學的東西各國中，只有日本的漢方醫在進行腹診，這是室町時代以來並經江戶時代由很多先輩完成的，日本獨有的診斷方法」。

對此我們應該怎樣看呢？難道能用「腹診起源於我國，影響日本漢醫」這句搪塞之詞來聊以自慰嗎？筆者認為應該在正視現實的基礎上對日本漢方醫學的腹診做一正確的評價和借鑑，這對創建中醫腹診學有著深遠的意義。

1. 對日本漢方醫學腹診的評價，我認為應該站在中醫學自身發展軌跡的角度來評價才是公正的，站在其他任何角度來評價它，都是失之偏頗的。

下面分幾個方面來論述。

（1）充實和發展了中醫的腹診學。

正如前文所說：《傷寒雜病論》的成書，已形成了較為完整的理論，並廣泛用於臨床實踐。但由於其成書年代久遠，文字古奧，且有脫漏，雖曾提到很多腹診條文，但

具體臨證仍不易掌握。如「胸脅苦滿」其意為以胸脅滿為苦，本為自覺症狀，但在臨床實際中因患者的文化程度參差不齊，智商高低也不同，有的病人可以將其比較準確地反映出來，有的則不行，給臨床辨證和治療帶來了一定的困難，但經日本漢方醫學腹診的充實，卻變為有客觀指徵的體徵了（具體參見「胸脅苦滿」條）。

對瘀血證的診斷，傳統中醫多從舌質、脈象等方面進行診斷，而漢方醫學認為若出現瘀血，在下腹部會產生特定的腹證，最常出現的腹證是臍旁壓痛點，豐富和發展了瘀血證的診斷方法，經臨床多次運用確有效驗。又如對五臟的腹診及其在胸腹部的分屬以及對虛證診斷的正中芯徵等，都在不同程度上充實和發展了中醫的腹診學。

（2）用於「證」的診斷而不是「病」的診斷。

中醫腹診與西醫腹診其不同之處就在於一個是「證」的診斷，一個是「病」的診斷。

就筆者的體會而言，若將西醫的腹診運用於中醫臨床，充其量是對疾病的轉歸做一判斷，而無實際指導意義，但是漢方醫腹診卻能緊密地聯繫臨床實際，有效地指導臨床實踐。如森道伯先生創立的一貫堂醫學，就是反覆運用三大證五大方進行加減的。

如臟毒證，其臨床表現，望診：皮膚特徵黃白色，有的是赤紅色；脈診：弦、洪、實，有時也帶浮、數、緊的；腹診：以臍為中心的腹肌顯著膨滿狀態，腹濡滿而圓，不能觸及緊張的腹肌為特徵，方宗防風通聖散。

再如解毒證其又分為幼年時期的柴胡清肝散證、青年

時期的荊芥連翹湯證，青壯年以後的龍膽瀉肝湯證。現分述之。

如柴胡清肝散證其臨床表現是，望診：症狀多不明顯；脈診：多為緊脈；腹診：一般情況下，腹部低平略凹陷，幾乎無皮下脂肪。然而按壓時，其腹力增強，腹直肌緊張，特徵是怕癢，有異常的過敏性。除柴胡清肝散證外，荊芥連翹湯證、龍膽瀉肝湯證也有同樣的客觀反應現象。

荊芥連翹湯證其臨床表現，望診：其膚色較柴胡清肝散證者略深些，其貌呈抑鬱狀，體格細長，肌肉型或瘦型，其膚色亦有淡銀白光澤者；脈象：呈緊脈；腹診：首先是明顯的腹肌緊張，它與上證不同，除肝經緊張外，尚有胃經即心下略顯腹直肌拘攣。

龍膽瀉肝湯證其臨床表現，望診：皮膚多呈淺黑色；脈診：呈緊脈，但在淋病者又可出現濕邪的脈象，尚有二者相兼的；腹診：肝經明顯緊張，在臍下、臍旁、兩肋均可觸及明顯的抵抗，另外腹部平坦，腹壁薄，缺乏皮下脂肪，中部凹陷，腹直肌呈明顯緊張。

（3）用於證與證之間的鑑別診斷。

中醫看病，不在乎你是什麼樣的病，而注重的卻是什麼樣的證，有是證用是方，因而才有了「同病異治」「異病同治」之說，正如有日醫所說：中醫是古代的產物，所以沒有「縱割」的病名診斷，只有「橫切」的「證診斷」。

「證診斷」就是方劑的診斷，因為中醫的證是附在處

方名稱之後的（如葛根湯證、小柴胡湯證……），即所謂的「湯證」，就是說，決定了證就決定了處方，也就決定了治療法則，即所謂的「方證一致」，因此對於「證」的診斷是非常重要的。

但是臨床實踐中，對於某些疾病證的診斷確實很困難，它牽扯到證與證之間診斷與鑑別診斷。

如木防己湯乃是治療少陽實證的方劑，《金匱要略》云：「膈間支飲，其人喘滿，心下痞堅，面色黧黑，其脈沉緊，得之數十日，醫吐下之不癒，木防己湯主之。」其心下痞堅是心下痞硬的進一步發展，表現為心窩到中脘，堅滿充實，以手按之有抵抗，稍加壓力即感痛苦。上由胸骨劍突起，下至中脘，呈現菱形的抵抗壓痛帶，痛點極為敏感。本方證的腹診，除有上腹部症狀外，下腹部也充實飽滿有力，這一點很重要。若上腹部有上述症狀，而下腹部柔軟無力，則為虛證，即茯苓杏仁甘草湯的腹證。

再如大承氣湯的適應證中雖有腹部硬滿症，但其硬滿是在臍四周，而不是在心下（指胃脘部），假使硬滿是在心下，那可能是陷胸湯證或是大柴胡湯證，斷不可使用大承氣湯。

（4）據於腹診，指導用藥加減。

湯本求真在《皇漢醫學》中不僅對腹診有不少體會，且指導具體用藥加減。

如桂枝湯證、芍藥大棗甘草之證，必診得肌肉之攣急，而就中成游離狀態之腹直肌，最能明確觸知之……但如桂枝湯證，非瘀血性之腹直肌攣急，必現於右側，而左

側不完全攣急，即成攣急，亦較右側為輕……桂枝加芍藥湯及桂枝加芍藥大黃湯腹證，蓋因腹直肌攣急之過甚，有自覺的疼痛，且腹壁膨滿者，則以此方芍藥為主藥治之也。桂枝加芍藥大黃湯證，雖與前者無大差異，然其所以大實痛者，大僅腹直肌之攣急而已，並為腸內蓄有病毒，故以桂枝加芍藥湯治腹直肌之攣痛，以大黃驅除腸內之病毒也，且腹診上之桂枝加芍藥湯證，則恰如按鼓皮，僅腹筋攣急膨滿，而腹內實為空虛也。

而桂枝加芍藥大黃湯證者，則並其腹內，亦觸之多少抵抗，以指壓之而訴疼痛也……此二方者與桂枝茯苓丸證、桂枝茯苓丸加大黃湯證易誤也。然前二者主右腹直肌攣痛，後二者主左腹直肌攣痛。

四逆散腹證，本方之腹證酷似大柴胡湯證，其所異者因彼含大黃，而其腹部一般為實狀，內部有充實之觸覺，按之則覺抵抗。

本方無大黃，故有虛狀，內部按之空虛而無抵抗，又本方無生薑、半夏，故無噁心、嘔吐，無黃芩、大黃，故熱勢不劇，舌苔亦稀也。雖然此方中含枳實、芍藥、甘草，有帶枳實芍藥散、芍藥甘草湯之方意，故腹筋之攣急、急迫，反較大柴胡湯證為甚也。

（5）正確運用腹診尚須四診合參。

醫學的發展是隨著社會的發展而發展的，如倫琴發現了「X」射線運用於醫學，而使醫學界發生了一次變革，從而使某些疾病的診斷更加明確，但是長期的臨床實踐，人們發現 X 光對某些疾病並不是一種特異性的診斷，因

而又出現了超音波、「CT」斷層掃瞄等，儘管這些先進儀器的出現，在臨床診斷中仍需將症狀、體徵及各種化驗結合起來，而不是單一靠這些儀器所得出的診斷，腹診也是如此。

正如大塚敬節所說：「進行腹診的目的，在於能夠判定疾病的虛實，但僅僅依靠腹診判斷虛實，誤診也會產生，因此必須參照脈診、舌診和其他所有症狀，進行整體觀察是十分必要的。」如胸脅苦滿，柴胡劑為其適應證，大小柴胡湯、柴胡桂枝乾薑湯等可根據患者的虛實選用，但是僅憑腹診而不參考其他諸症，很難運用本方。

如藤平健的《少陽病藥方的腹證》中指出：大小柴胡湯均為實證，實滿即腹力在中等以上，小柴胡湯是中等度或較之稍實，大柴胡湯則更實，大小柴胡湯均有心下痞硬，不同點是小柴胡為（＋），而大柴胡為（＋＋）。從上述文字看來似乎很清楚，但在臨床中卻很難鑑別。如心下痞硬，其軟硬度是以什麼作為比較而得出的呢？是以按壓自己面部的前額、鼻尖、口唇而得出的，還是根據其他什麼標準得出的，其結果不甚清楚，因此也很難使用，若是參考其他諸症，則很容易做出判斷。

根據我的經驗，若具備小柴胡湯證而又兼有便秘或有便秘傾向者，即可使用大柴胡湯。

**2. 創建中醫腹診學的構想**：牛頓曾經說過這樣一句名言：如果說我比別人看得遠一點的話，那是因為我站在巨人的肩膀上。此話雖為謙詞，但它卻道出了科研方面所必須遵循的規律，今天我們要創建中醫腹診學，筆者認為正

確借鑑日本漢方醫學腹診是非常重要的，謹此提出以下管見，供中醫同道參考。

（1）創建中醫腹診學所應遵循的原則是應在繼承、借鑑的基礎上，加以整理提高。

所謂繼承就是要系統地整理和研究中醫腹診文獻，如《內經》《難經》《傷寒論》《金匱要略》《諸病源候論》等；借鑑就是要系統地翻譯和介紹一批日本方面的腹診專著，如「難經派」的代表作《診病奇侅》，「傷寒派」的代表作《腹證奇覽》（全）等。

（2）摒棄傳統中醫只靠 3 個指頭、1 個枕頭和 1 個老頭的作法，把腹診提高到一定的理論高度來認識，即藉以瞭解全身情況，診斷腹部及其以外的疾病，只有這樣才能夠正確地認識和運用中醫腹診。

筆者曾就中醫腹診瀕臨失傳的原因進行了研究分析，出現這種情況有兩方面的原因：

一是中醫的整體觀，使人們在某些程度上忽視了對局部的診察；

二是社會基礎及民俗習慣的問題，因此強調認識和運用中醫腹診是很有必要的。

（3）舉辦中醫腹診學習班，廣泛地進行臨床驗證，在深入研究提高療效的基礎上，利用現代科學知識、方法、手段，對中醫腹診逐漸地加以整理提高。從日本漢方醫腹診來看，應該著手解決如下兩個問題：

一是腹力判斷標準問題。如腹力的程度，以中等度腹力為基準，實者又分為稍強、強及強實；虛者又分為稍

弱、弱及無力。但是在臨床運用時又如何區別呢？因此建
議尋求一種簡潔明快的判斷方法，以便於臨床運用。

　　二是瘀血性壓痛點問題。就筆者的體會來看，有些病
人從舌質、脈象及症狀體徵上並無瘀血證可辨，但是腹診
上卻在左下腹發現有壓痛點和抵抗感，在辨證的基礎上配
用當歸芍藥散、桂枝茯苓丸等而獲效，且壓痛及抵抗感消
失，其機理何在呢？是否可以說是瘀血證的潛證呢？等
等。

　　（4）深入開展中醫體質學說的研究，在群體調研的
基礎上，尋找出各種體質類型的腹部情況，有效地指導臨
床實踐。

# 附方簡介

1. **抑肝散**（《保嬰撮要》）：白朮、茯苓、當歸、川芎、鉤藤、柴胡、甘草。

2. **安中散**（《和劑局方》）：桂枝、延胡索、牡蠣、小茴香、縮砂仁、甘草、良薑（多於此方中加茯苓）。

3. **荊芥連翹湯**（《一貫堂藏方》）：當歸、芍藥、川芎、地黃、黃芩、黃連、黃柏、山梔子、連翹、荊芥、防風、薄荷葉、枳殼、甘草、白芷、桔梗、柴胡。

# 參考文獻

1. 李文瑞.日本漢方醫腹診簡介.中醫雜誌，1982，3:77.

2. 張鐵忠.腹診在日本東洋醫學中的應用.中西醫結合雜誌.1987，9（7）:559.

3. 潘德孚.腹診淺識.浙江中醫藥.1979，8:284.

4. 王克窮.淺談腹診在臨床中的應用.甘肅中醫.1988，1:38.

國家圖書館出版品預行編目資料

經方使用標準 / 陳勝威編著 ——初版，
——臺北市，大展出版社有限公司，2022 [民 111.07]
　　面；21公分—（中醫保健站；110）
ISBN　978-986-346-370-2（平裝）
　　1.CST：中藥方劑學

414.6　　　　　　　　　　　　　　111006848

# 經方使用標準

編 著 者 / 王 克 窮
責任編輯 / 郝 志 崗
發 行 人 / 蔡 森 明
出 版 者 / 大展出版社有限公司
社　　 址 / 臺北市北投區（石牌）致遠一路 2 段 12 巷 1 號
電　　 話 /（02）28236031，28236033，28233123
傳　　 真 /（02）28272069
郵政劃撥 / 01669551
網　　 址 / www.dah-jaan.com.tw
E - m a i l / service@dah-jann.com.tw
登 記 證 / 局版臺業字第 2171 號
承 印 者 / 傳興印刷有限公司
裝　　 訂 / 佳昇興業有限公司
排 版 者 / 菩薩蠻數位文化有限公司
授 權 者 / 山西科學技術出版社
初版 1 刷 / 2022 年（民 111 年）7 月

定價 / 330元

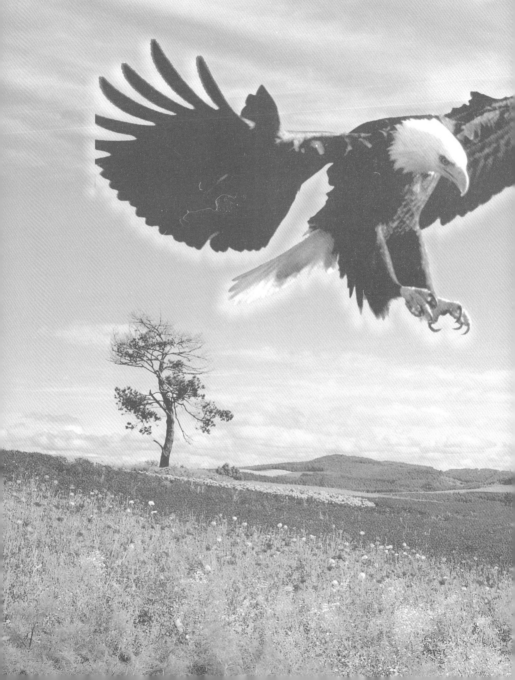

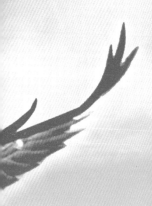

大展好書　好書大展
品嘗好書　冠群可期